Steffen Bartholomes, Georg Schomerus

Ambulante Gruppentherapie für Männer mit Depression

Rahmenkonzept, Module, Materialien

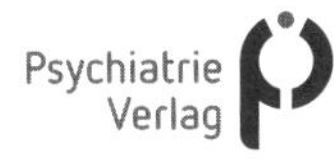

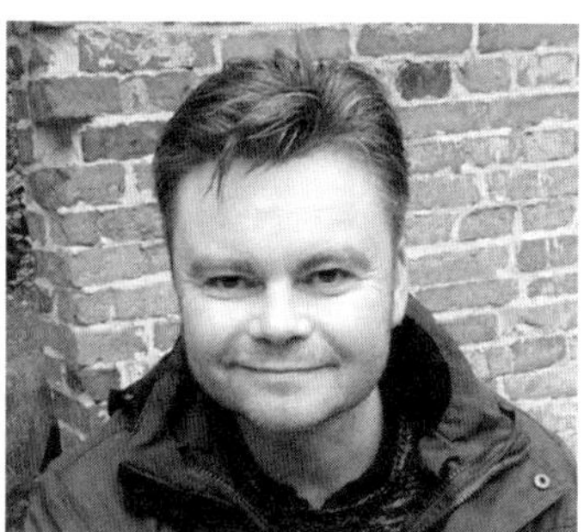

Dr. phil. Dipl.-Psych. Steffen Bartholomes ist Psychologischer Psychotherapeut / VT und arbeitet ambulant für die Uhlenhaus Klinik GmbH in Stralsund.

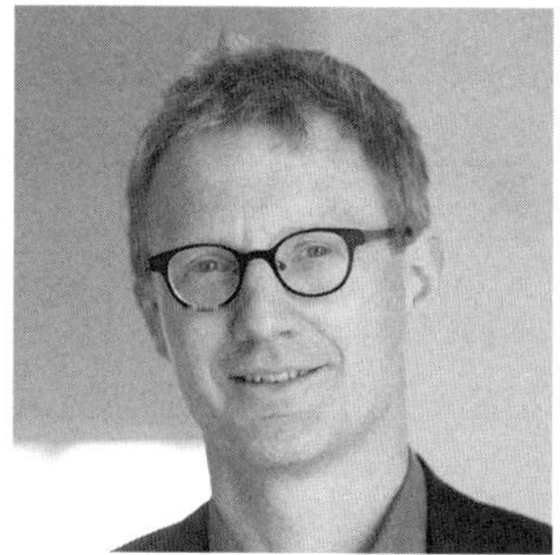

Prof. Dr. Georg Schomerus ist Facharzt für Psychiatrie und Psychotherapie und Direktor der Klinik für Psychiatrie und Psychotherapie am Universitätsklinikum Leipzig.

Steffen Bartholomes, Georg Schomerus

Ambulante Gruppentherapie für Männer mit Depression

Rahmenkonzept, Module, Materialien

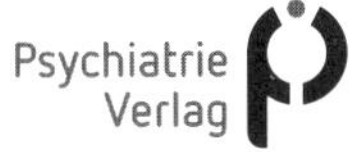

Steffen Bartholomes, Georg Schomerus
Ambulante Gruppentherapie für Männer mit Depression
Rahmenkonzept, Module, Materialien
Psychosoziale Arbeitshilfen 37

1. Auflage 2020
ISBN-Print: 978-3-88414-695-8
ISBN-PDF: 978-3-96605-066-1

Bibliografische Information der Deutschen Nationalbibliothek
Die Deutsche Nationalbibliothek verzeichnet diese Publikation in der Deutschen Nationalbibliografie; detaillierte bibliografische Daten sind im Internet über http://dnb.d-db.de abrufbar.

Das Logbuch zu diesem Buch finden Sie unter
www.psychiatrie-verlag.de/product/ambulante-gruppentherapie-fuer-maenner-mit-depression

Weitere Bücher zum Umgang mit psychischen Erkrankungen unter:
www.psychiatrie-verlag.de

Lektorat: Katrin Klünter, Köln
Umschlagkonzeption: GRAFIKSCHMITZ, Köln
Umschlaglayout: Iga Bielejec, Nierstein, unter Verwendung eines Fotos von Royal Enfield / Unsplash.com
Typografiekonzeption und Satz: Iga Bielejec, Nierstein
Druck und Bindung: medienHaus Plump GmbH, Rheinbreitbach

Das Logbuch zu diesem Buch finden Sie unter www.psychiatrie-verlag.de/product/ambulante-gruppentherapie-fuer-maenner-mit-depression

»Aber seht doch, Herr«, antwortete Sancho, »was dort erscheint, sind keine Riesen, sondern Windmühlen, und was wie Arme erscheint, sind ihre Flügel, die im Wind wirbeln und den Mahlstein bewegen.«

Aus: Don Quijote von Miguel de CERVANTES (2016)

Traurige Ritter

Wer nicht zum Wasser geht, kann keine Fische fangen. Es gibt dennoch viele gute Gründe, um etwas zu unterlassen. Jede Menge schlechte Gründe, die uns von sinnvollen Handlungen abhalten können, dürften wir alle auch nur zu gut kennen. Die Figur des Don Quijote entscheidet sich seit über vierhundert Jahren dagegen, das Ende einer Zeit der Helden zu akzeptieren. Vielleicht liegen seine Gründe in der dunklen Ahnung verborgen, dass es diese Zeit niemals gegeben hat. Das Heldentum ist dem traurigen Ritter ein faszinierend grotesker Fluchtort vor den Niederungen des Alltages. Sein »Kampf gegen Windmühlen« ist zum Sinnbild jener Art tragisch-komischer Anstrengung und heldenhafter Verirrung geworden, denen unsere Sympathie sicher ist.

Sich trotz ausgeprägter psychischer Probleme gegen eine Psychotherapie zu entscheiden, kann ebenfalls gut begründet sein, mehr noch: Sich gegen eine Behandlung zu entscheiden, ist das gute Recht erwachsener, mündiger Bürgerinnen und Bürger. Das zu akzeptieren gehört zu den ethischen Grundlagen unserer Berufsstände als Psychotherapeutinnen und Ärzte. Wir behandeln unvoreingenommen und bemühen uns nach Möglichkeit, unsere Behandlungsangebote an individuelle Voraussetzungen unserer Patientinnen und Patienten anzupassen. Das heißt, um eine aus der Zeit gefallene Formulierung zu bemühen: Wir sind der Gerechtigkeit verpflichtet.

Damit wir eine angemessene Behandlung anbieten können, versuchen wir, die individuellen Eigenheiten und das Verhalten unserer Patientinnen und Patienten gründlich zu verstehen. Seit vergleichsweise erst kurzer Zeit sind Bemühungen erkennbar, auch besser zu verstehen, welche Gründe sich hinter epidemiologischen Daten und Erhebungen zur Nichtinanspruchnahme von Psychotherapie trotz Behandlungsbedarf verbergen. Die Daten zeigen uns eine auffällige Geschlechterdiskrepanz in der Versorgung psychisch Erkrankter mit Psychotherapie. Wir gehen davon aus, dass in Deutschland in ambulanten Psychotherapiepraxen lediglich zu einem Drittel Männer behandelt werden (z. B. Bühring 2013). Daten zur Verbreitung psychischer Erkrankungen in der Allgemeinbevölkerung weisen darauf hin, dass etwa zwanzig Prozent des männlichen Teils der Bevölkerung psychotherapeutisch unterversorgt sind. Und – das sei noch einmal ausdrücklich betont – trotz eines bestehenden Behandlungsbedarfes. Seit Längerem ist die paradoxe Situation einer stärkeren Häufung von Depressionen bei Frauen und einer gleichzeitig deutlich erhöhten Rate (vollendeter) Suizide bei Männern bekannt. Wir vertreten den Standpunkt, dass es neben einer Vielzahl gruppenspezifischer Gründe für das Fernbleiben der Männer auch einige gewichtige Aspekte auf der Angebotsseite zu beachten gilt, wenn wir an dieser alarmierenden Datenlage etwas verändern wollen.

Wir haben das Recht und die davon zu unterscheidenden Gründe angesprochen, sich gegen ein Behandlungsverfahren zu entscheiden. Wenn in unsere Richtung Alternativen eingefordert werden, liegen gute Gründe vor, und der Ball liegt klar in unserem Feld. So zum Beispiel, wenn Patienten über Psychotherapie sagen: »Ich bin nicht so der Typ, der viel redet«, »Ich mache lieber etwas Konkretes, statt lange zu reden«, »Was soll mir das bringen, über meine Probleme zu reden? Das zieht mich nur noch mehr runter!«. Auch wenn viele stationäre und ambulante Psychotherapiestellen bereits lange Wartelisten vorweisen und Behandlungsanfragen die freien Behandlungsplätze weit übersteigen, können wir allein aus berufsethischen Gründen nicht zulassen, dass größere Gruppen trotz Behandlungsbedarf systematisch unterversorgt bleiben.

Wir konzentrieren uns in diesem Buch auf Männer als eine dieser Gruppen. Für andere statistisch zusammenfassbare und sich zum Teil mit unserem Thema möglicherweise überlagernde Gruppenmerkmale mag Ähnliches an anderen Stellen formuliert werden können: Angesprochen sind etwa Menschen in chronisch prekären sozialen Lagen, Migrantinnen und Migranten, Menschen mit geringem formalen Bildungsniveau und einige andere. Beschreibende Statistiken lassen sich nicht kausal interpretieren. Wir können also nicht gut begründet schließen: »Weil jemand ein Mann mit einer psychischen Erkrankung ist, wird er nicht psychotherapeutisch behandelt oder sich nicht behandeln lassen wollen.« Auch die Wahrscheinlichkeitsaussage, »Männer haben eine geringere Chance, psychotherapeutisch behandelt zu werden, als Frauen«, sollte nicht kausal interpretiert werden. Das wäre ebenso unsinnig wie der Satz: »Die Stute des Don Quijote auf dem Gemälde von Paula Modersohn-Becker (1876–1907) ist weiß, weil sie ein Schimmel ist.« Tautologien dieser Art sind allenfalls mehr oder weniger amüsant.

Verbreitete Spekulationen über das »neue schwache Geschlecht« oder eine geringe Kompetenz von Männern im Allgemeinen, mit Stress fertigzuwerden, gehören ebenfalls zu den mal mehr, mal weniger amüsanten Tautologien. Nicht variierbare Gruppenzugehörigkeiten können nicht als kausale

Faktoren für Eigenschaften oder Verhaltensweisen, sondern lediglich als assoziierte Merkmale interpretiert werden. Diskussionen um eine »toxische Männlichkeit« tragen menschenverachtende, selbst giftige Züge. Sie verstellen darüber hinaus den Blick für die Suche nach auch praktisch relevanten Ursachen, etwa für eine geringere Bereitschaft vieler Männer, bei gesundheitlichen Problemen Hilfe zu suchen und Hilfsangebote anzunehmen. Auch zur Erklärung und Eindämmung von übergriffigem, aggressivem Verhalten, Flucht in Süchte oder radikaler Selbstaufgabe können allein aus erkenntnislogischen Gründen keine Gruppenzugehörigkeiten als Kausalfaktoren herangezogen werden. Die Herausforderungen eines bio-psycho-sozialen Menschenbildes liegen in den enorm komplexen und dynamischen Wechselwirkungen zwischen Faktoren aller drei Ebenen. Die bekannte Datenlage zu einer signifikant geringeren Lebenserwartung von Männern im Vergleich zu Frauen lässt sich ebenfalls nicht durch Faktoren einer der Ebenen statistisch aufklären.

Als mögliche Ursachen für das zu häufige Fernbleiben und »Schweigen der Männer« in unseren Versorgungsstrukturen werden innerhalb der medizinsoziologischen Literatur eine Vielzahl sozialer und sozialpsychologischer Faktoren vermutet. Zusammengefasst werden diese zumeist als »geschlechterstereotype Rollenbilder« umschrieben. Dass dabei die Beschreibungen sogenannter »klassischer« Rollenmuster bei Frauen wie Männern oftmals defizitorientiert und damit negativ bewertet ausfallen, lässt uns aus einer psychotherapeutischen Perspektive nachdenklich werden. Anstatt Menschen ein ums andere Mal zu unterstellen, mit ihnen sei grundsätzlich etwas nicht in Ordnung, wie dies defizitbetonte Rollenkritiken permanent wiederholen, wollen wir eine andere Richtung einschlagen und allem voran die Angebotsseite von Psychotherapie thematisieren; also einen Bereich, der von uns Psychotherapeuten und Ärzten mitverantwortet wird. Denn sehr wohl lassen sich auch jenseits traditioneller Rollenbilder weitere Hypothesen darüber aufstellen, worin die »überindividuell« wirksamen, auf einer Gruppenebene beobachtbaren Ursachen für eine systematische Unterversorgung von Männern mit Psychotherapie liegen könnten.

Warum ist ein spezielles Therapieprogramm für männliche Patienten notwendig? Psychotherapeutische Angebote sind noch zu selten angemessen auf jene Problembewältigungsstile zugeschnitten, die als externalisierend, handlungsorientiert oder kurz gefasst als »männliche« Stile umschrieben werden. Und um es gleich sehr deutlich hinzuzufügen: Aus unserer praktischen Arbeit sind uns auch nicht wenige Frauen bekannt, die zu diesen

Stilen neigen. Die Datenlage zu Epidemiologie und Versorgungsgraden legt jedoch nahe, dass wir diese Stile häufiger bei Männern vorfinden (Freeman, Freeman 2013).

Aufgrund dieser Daten gehen wir derzeit von einer Unterversorgung von Männern mit klinisch relevanten psychischen Problemen in ambulanter Psychotherapie aus. Wir nehmen hierzu den Standpunkt ein, dass es an uns als Psychotherapeuten und Ärzten ist, ein für männertypische Problemlagen und Bewältigungsstile angepasstes, d. h. geschlechtersensibles Angebot zu entwickeln. Diese Position wurde bereits zuvor von Fachkolleginnen und -kollegen formuliert. So geht etwa der amerikanische Psychologieprofessor Gary R. Brooks (1998) davon aus, dass Psychotherapie für Männer als Behandlungsverfahren häufig unattraktiv sei, da diese vorrangig auf typische Bewältigungsstile von Frauen zugeschnitten sei. Männer, so seine Auffassung, wollten lieber handeln statt reden. Brooks spricht hiermit einen für unser Konzept grundlegenden Punkt an.

Mit unserem Angebot knüpfen wir an diesen nach außen gerichteten (externalisierenden) Bewältigungsstil an. Ebenfalls grundlegend für unseren Ansatz ist die entsprechende Schlussfolgerung, externalisierende Problembewältigungsstile nicht zu pathologisieren, sondern in ihren Handlungsenergien Ressourcen für Heilungsprozesse zu sehen und sie konstruktiv einzusetzen. In die gleiche Richtung argumentieren Marc S. Kiselica und Kollegen (2016), die einen defizitorientierten Blick auf externale Bewältigungsstile als destruktiv bewerten. Wir teilen diesen Standpunkt ausdrücklich. Nach unserer Überzeugung entscheidet nicht die »Richtung« eines Problembewältigungsstils über seine Wirkung als Ressource oder Stressor, sondern der jeweilige Grad an Konstruktivität (vs. Destruktivität) und damit sein Regulationspotenzial (vs. Dysregulation) im Zuge der Stressbewältigung. Wir gehen weiterhin mit Klaus Grawe davon aus, dass der Ressourcenaspekt eines Verhaltens für den Erfolg psychotherapeutischer Interventionen mindestens ebenso relevant ist wie seine Problemkomponenten.

Seit einigen Jahren liegen Befunde vor, die uns nahelegen, insbesondere Depressionen und Stressfolgeerkrankungen bei Männern unter dem schon genannten Aspekt männertypischer Bewältigungsstrategien diagnostisch und therapeutisch präziser zu erfassen. Eine Reihe empirischer Befunde lässt die Interpretation zu, chronischen Ärger, ärgerlichen Rückzug oder ein gesteigertes zielloses Aktivitätsniveau, Substanzabusus bis hin zu aggressiven Verhaltensweisen als Symptome einer sogenannten »männlichen« Form von

Depression zu begreifen. Diese wäre als eine Ausformung innerhalb der unipolaren Depressionen anzusiedeln. Epidemiologen vertreten die These, dass bekannte Geschlechtsunterschiede in den Prävalenzraten affektiver Störungen zuungunsten von Frauen deshalb vorlägen, weil die gängigen Diagnosemanuale in ihren Kriterien für die unipolaren Depressionserkrankungen zuvorderst auf gedrückte Stimmung, Antriebs- und Aktivitätsverlust (also internalisierende Stressbewältigungsmodi) abzielen. Ein Einbezug des externalisierenden »wütenden, ärgerlichen« Affektspektrums in die Diagnosestellung ließe diese Prävalenzunterschiede fraglich erscheinen und legt stattdessen unterdiagnostizierte und untertherapierte affektive Störungen bei einer großen Anzahl von Männern nahe.

Wir wollen nicht verschweigen, dass uns der Impuls zum Handeln sehr sympathisch ist. Ganz unabhängig davon sind überlegt eingesetzte Handlungsimpulse für einen erfolgreichen Verlauf von Psychotherapie sogar notwendig. Der Schweizer Psychotherapieforscher Klaus Grawe hat dies Ende der 1990er-Jahre mit einem suffizienten Modell psychotherapeutischer Wirkfaktoren entsprechend ausformuliert. Gleichfalls sind häufig auch jene Prozesse unabdingbar, in denen wir uns mit den Patienten gemeinsam um die Klärung von Motiven, biografischen Prägungen, Grundüberzeugungen, Glaubensbeständen, des Bildes von sich selbst und von seinen Beziehungen bemühen. Ohne die internalen Aspekte der Stress- und Problembewältigung wäre Psychotherapie nicht denkbar, allenfalls als Rückschritt zu widerlegten Annahmen des klassischen Behaviorismus.

Glücklicherweise muss das Rad auch nicht neu erfunden werden. Aus der Psychotherapieforschung sind gut wirksame und etablierte Verfahren bekannt, auf die wir zurückgreifen können, um ebenso Patienten mit einem externalisierenden Problembewältigungsstil entsprechende Angebote machen zu können. Auch wenn hierzu keine neuen Erfindungen nötig sind, so stellen sich doch einige praktische, handwerkliche Fragen zur Durchführung und Anwendung, um Patienten, die »nicht viel reden wollen«, besser zu verstehen und ihre Ressourcen zur Selbsthilfe zu aktivieren.

Dass Psychotherapien effektive und effiziente Behandlungsmethoden für eine Vielzahl seelischer und psychosomatischer Leiden bereitstellen können, ist mittlerweile eine etablierte und evidenzbasierte Befundlage, die wir methodisch anspruchsvollen und groß angelegten Studien verdanken. Gruppenpsychotherapeutische Ansätze stehen Einzeltherapien in den Effektstärken dabei nicht nach (vgl. Marwitz 2016). Um wirksam werden zu können, müssen jedoch auch die methodisch effektstärksten psychotherapeutischen

Behandlungsverfahren schließlich »an den Mann gebracht« werden. Wir werden uns in diesem Buch überwiegend auf ein gruppentherapeutisches Angebot beziehen, denn mit Gruppentherapie eröffnet sich uns eine Vielzahl kombinierbarer potenzieller Ressourcen auf inhaltlicher Ebene und im interaktionellen Verlaufsprozess der Therapien.

Uno actu

An dieser Stelle laden wir Sie ausdrücklich dazu ein, uns beim Lesen über die Schulter zu schauen. Das Buch in Ihren Händen (oder auf einem Bildschirm) enthält unsere bisherigen Erfahrungswerte und im Anwendungsbereich verschiedene Materialien, die wir für Gruppenpsychotherapien mit Männern entwickelt haben. Da die Entwicklung mit jeder neuen Gruppe auch wieder voranschreiten wird, sollten Sie sich nach Ihren eigenen Vorstellungen und Interessen umsehen. Wir wollen Ihnen kein Manual nach Art eines Rezeptbuches vorlegen. Im Anwendungsbereich finden Sie dennoch eine Anzahl von Zutaten für Ihre Gruppensitzungen. Wir gehen von ausreichend vorhandenen Erfahrungen Ihrerseits mit Gruppenpsychotherapie aus. Daher stellen wir Ihnen ein thematisch weitgehend offenes und modulares Konzept vor, das Ihnen und Ihren Patienten sehr viel Raum für eigene Ideen, thematische Schwerpunkte und nicht allein stilistische Anpassungen gibt. Die Wände dieses Erfahrungsraumes werden getragen von grundlegenden und bewährten Fachwerken moderner Psychotherapie, die wir dann durch unsere eigenen Überlegungen und Vorüberlegungen anderer Autoren zu einer geschlechtersensiblen Psychotherapie weiter ausgebaut und an die Bedürfnisse unserer Patienten angepasst haben und weiterhin anpassen. Wir laden dazu ein, während des Lesens einen eigenen Therapieansatz mitzuentwickeln.
Für welche Erkrankungen und Problemlagen ist unser Ansatz konzipiert? Der Ansatz richtet sich derzeit vorrangig an Männer mit unipolaren Depressionen. Gleichwohl leiden die meisten unserer – und wahrscheinlich auch Ihrer Patienten – darüber hinaus an komorbiden psychischen oder somatopsychischen Erkrankungen, etwa Persönlichkeitsstörungen, chronifizierten Schmerzen oder zeigen einen riskanten Alkoholkonsum. Zudem liegen bei unseren Patienten, zumal hier im Nordosten Deutschlands, oftmals anstrengende psychosoziale Problemlagen vor, wie längere

Arbeitslosigkeit, instabile Erwerbsbiografien, Frühverrentungen, finanzielle Probleme, Scheidungen, Einsamkeit oder andere interpersonelle Problemlagen. Das hier dargestellte Therapiekonzept für Patienten mit einem breiten Problemspektrum wurde daher mit einer weitgehend offenen modularen Angebotsstruktur entwickelt, sodass unsere Patienten ihre Themen nach Möglichkeit einbringen und sich in der Therapie angesprochen fühlen können.

Die drei Hauptkomponenten unseres Gruppenkonzepts

- Die Teilnehmer erklären sich dazu bereit, über den Therapiezeitraum jeweils ein persönlich relevantes Projekt zu entwickeln und auf den Weg zu bringen. Diese Komponente dient der (Re-)Aktivierung konstruktiver Ziele. Die Projektumsetzung findet außerhalb der Therapiesitzungen statt. In den Sitzungen stehen Mitpatienten und Therapeuten für Anregungen und Hilfestellungen zur Verfügung.
- Den Prozessen auf der externalen Verhaltensebene sind Äquivalente auf der innerpsychischen Ebene zugeordnet: die Entwicklung verbesserter Zugänge zu psychologischen Grundbedürfnissen und entsprechender Kompetenzen zu gesunden Formen der Bedürfnisbefriedigung.
- Ressourcenorientierung ist gleichrangig zur Problemorientierung.

In den Grundlagen des Ansatzes beziehen wir uns auf den bereits erwähnten Klaus Grawe, darüber hinaus auf eine allgemeinpsychologische »Zielsetzungstheorie« von Edwin Locke und Gary Latham (1990) sowie das klinische Rahmenmodell des »Selbstmanagementansatzes« von Frederick Kanfer und Kollegen (2012). Wir werden im Verlauf dort, wo es für die Anwendung unbedingt notwendig wird, auf die theoretischen Grundlagen etwas näher eingehen. Da wir aber davon ausgehen, dass Sie vor allem an der praktischen Seite unserer Arbeit interessiert sind, widmen wir uns auf direktem Weg den Implikationen dieser Grundlagen für unseren Ansatz.

Die Skizze eines Stuhlkreises (Abb. 1) wird im weiteren Verlauf des Textes mehrfach als Symbol auftauchen. Der Stuhlkreis steht dafür, dass Sie mit uns in einen virtuellen Gruppenraum eintreten können, um den Gesprächsfaden aufzunehmen und die Perspektiven und Kommentare unserer Patienten kennenzulernen.

ABBILDUNG 1 Stuhlkreis

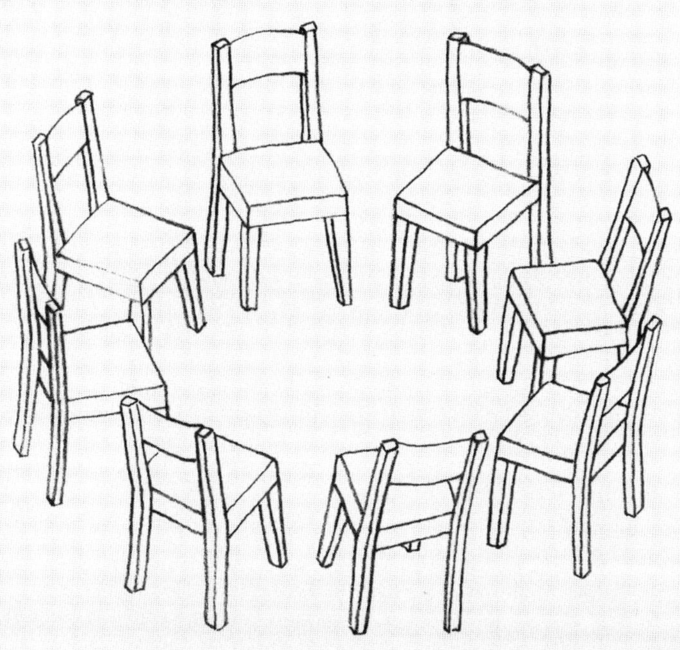

Willkommen!

Nachdem Sie einen ersten Blick auf unsere Vorüberlegungen und in unseren Erfahrungsraum werfen konnten, werden Sie an dieser Stelle von den beiden Autoren (Steffen Bartholomes und Georg Schomerus) direkt angesprochen und als Anwender in unsere weiteren Überlegungen einbezogen. Später werden wir auch drei unserer ehemaligen Patienten hier begrüßen können. Diese haben sich dankenswerterweise dazu bereit erklärt, diesen und weitere Texte im Buch kritisch gegenzulesen und zum Ende der Kapitel ihre Meinungen und Kritiken aus ihren jeweiligen Perspektiven zu formulieren.

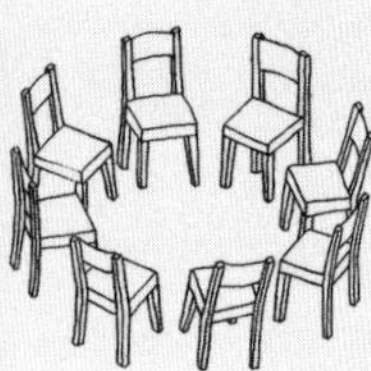

STEFFEN BARTHOLOMES: Es ist schön, dass Sie hier bei uns sind! Wir lassen während Ihres Besuchs bei uns den Erfahrungsraum wieder als Gruppenraum um uns herum entstehen. Als unser lesender Gast haben Sie unter uns einen besonderen Platz. Denn selbstredend können Sie jederzeit und ganz nach Belieben die Ebenen wechseln! Sie könnten – falls Ihre Zeit gerade knapp bemessen sein sollte oder Sie sich in einer klassischen Darstellungsform wohler fühlen – diese Zusammenkunft jederzeit verlassen und in den Anwendungsbereich des Buches mit den einzelnen Therapiemodulen wechseln. Es wäre uns jedoch weiterhin eine große Freude, würden Sie noch einige Zeit in dieser Einführung unter uns bleiben.
Wir werden Ihnen hier die Grundgedanken unseres Ansatzes in einer bewusst »hemdsärmelig« gehaltenen Form näherbringen. Wir wollen die Anschaulichkeit vornan stellen. Am besten wäre uns das gelungen, sollten Sie beim Lesen auch ein Gefühl für unser Vorgehen in den Gruppensitzungen bekommen. Um es gleich auf den Punkt zu bringen: Psychotherapie darf Spaß machen, sowohl Ihren Patienten als auch Ihnen! Wir setzen in unserer Arbeit mehrfach und nach Möglichkeit auf einen spielerischen Umgang auch mit schwereren Themenblöcken. Da wir Sie ermuntern wollen, die von uns gemachten Erfahrungen und angewandten Konzepte ganz nach Bedarf anzupassen, mit Ihrem eigenen praktischen und wissenschaftlichen Hintergrund zu kontrastieren, würde es uns freuen, falls Sie unser Ansatz dabei unterstützen sollte, Ihren eigenen Weg als »Männertherapeut« oder »Männertherapeutin« zu entwickeln oder weiter auszubauen. Vielleicht kontaktieren Sie uns einmal in der »realen Welt« und berichten uns umgekehrt von Ihren Erfahrungen. Los geht's!
Plötzlich drückt ein Windstoß eines der sich nach außen öffnenden Fenster des Raumes auf. Eine frische, den ganzen Raum flutende Luft lässt Sie an das Meer denken. Jemand muss die Tür geöffnet haben. Sie befinden sich mit uns in der Kleinstadt Bergen, dem Hauptort der Ostseeinsel Rügen. Hier leben unsere Patienten und hier haben wir die ersten Erfahrungen mit unserem Ansatz machen können. Die in den Sommermonaten von vielen Touristen bevölkerte Region Vorpommern-Rügen gehört zu den strukturschwächsten Teilen des Landes. Viele Erwerbsbiografien – auch die unserer Patienten – sind durch überdurchschnittlich häufige und lang andauernde Brüche geprägt. Stabile und gut bezahlte Industriearbeitsplätze sind in dieser Region rar; die Löhne sind vergleichsweise niedrig und die Beschäftigungszeiten auch im Jahresverlauf einer Tourismussaison häufig schwankend. Psychisch erkrankte Menschen weisen gehäuft eine Vielzahl

zusätzlich anstrengender psychosozialer Problemlagen auf. Auf die meisten der von uns behandelten Männer trifft dieses Bild zu. Auch die in diesem Buch zu Wort kommenden ehemaligen Patienten wissen, wovon sie sprechen, wenn von chronischem Stress, sozialen Existenzängsten und Abstiegssorgen die Rede ist.

GEORG SCHOMERUS: Hattest du da nicht zu Beginn auch Sorgen? Wenn ich mir das einmal vorstelle: Eine Werft entlässt wieder jede Menge Leute und die werden vom Hausarzt in die Psychotherapie geschickt. Da prallen doch Welten aufeinander?

STEFFEN BARTHOLOMES: Ja, das ist so. Aber um die Kollision von Welten zu vermeiden und sie in eine stabile Umlaufbahn miteinander zu bringen – um bei deinem Bild zu bleiben –, mache ich von Beginn an die Grenzen von Psychotherapie klar. Ich betone ausdrücklich, dass es zwei große Gruppen von Stressfaktoren gibt. Einmal Stress, der von außen einwirkt, und Stressfaktoren, die aus unseren inneren Zuständen resultieren. Diese Stressfaktoren können sich gegenseitig aufschaukeln, und wir können auf beiden Seiten des Geschehens handeln. Grenzen liegen dort, wo wir als Einzelne keinen Einfluss mehr haben. Arbeitslosigkeit lässt sich weder wegmeditieren noch in einem Ironman-Wettkampf besiegen, aber durch etwas mehr innere Stabilität und andere Quellen des Selbstwertgefühls können wir den Widrigkeiten des Alltags länger die Stirn bieten, bis bessere Zeiten ausbrechen oder wir sogar selbst Alternativen organisieren können. Die Skepsis, die zu Beginn durchaus spürbar und für mich auch sehr nachvollziehbar ist, weicht dann häufig einem »frischen Wind«, den ich als Therapeut gern in die eine oder andere verwinkelte akademische Debatte in meinem Kopf strömen lasse.

GEORG SCHOMERUS: Stehen Psychotherapie und Externalisierungsstrategien im Widerspruch zueinander?

STEFFEN BARTHOLOMES: Der bekannten Verhaltenstendenz vieler Männer, ihre innerpsychischen Probleme nach außen »auszuagieren« – die eben angesprochene Externalisierung –, wird von uns neben allen damit verbundenen Problemen ebenso Ressourcen zugesprochen. Auch an »internalisierenden« Stressbewältigungsstilen ließen sich Problem- und Ressourcenaspekte aufzeigen. Daher setzt sich die Orientierung an Psychotherapieprozessen in unserem Angebot inhaltlich in Form von individuell bedeutsamen Projekten um, an denen unsere Patienten eigene Ziele entdecken und fortentwickeln. Um dergestalt individuell bedeutsame Projekte entwickeln zu können, benötigen unsere Patienten oftmals einen verbesserten Zugang zu ihren

Grundbedürfnissen, ihren Affekten und auch zu ihren Bedürfniskonflikten. Wir wollen damit im besten Fall eine Auflockerung rigider Bewältigungsstile erreichen und den Patienten das verbesserte Gewahrsein ihrer inneren Zustände als ausgesprochen nützlich für die Entwicklung sinnstiftender Ziele und intensiverer Beziehungsmöglichkeiten zu anderen Menschen nachvollziehbar machen.

GEORG SCHOMERUS: Warum ein Gruppenansatz?

STEFFEN BARTHOLOMES: Dass wir ein ambulantes Gruppenangebot entwickeln wollten, war von Beginn an klar. Zum einen sprechen versorgungsökonomische Gründe für den vermehrten Einsatz von Gruppenansätzen auch in der ambulanten Psychotherapie. Aber die inhaltlichen Gründe sind wichtiger: Therapiegruppen enthalten für die Umsetzung einer Ressourcenperspektive besondere Potenziale. Die Teilnehmenden lernen voneinander, können sich bei Bedarf gegenseitig unterstützen, erleben Zusammenhalt und können lernen, mit Konflikten umzugehen. Neben diesen hinreichend in entsprechender Standardliteratur beschriebenen und untersuchten Aspekten waren für uns Gesichtspunkte unvermittelter Interaktion und Rückmeldungen der Teilnehmer untereinander relevant. Und um dieser Frage vielleicht zuvorzukommen: Ja, es kann je nach Zusammensetzung der Gruppen im Ton auch einmal etwas rauer zugehen. Nach den Informationen über chronischen Ärger als einem Leitsymptom einer »männlichen Depression« sollte das nicht weiter verwundern. Als Gruppentherapeutin oder -therapeut ist es hier Ihre Aufgabe, eine respektvolle Arbeitsatmosphäre zu fördern. Gleichwohl liegen in unvermittelten Interaktionen besondere Potenziale des Gruppenansatzes. Als behandelnde Person müssen Sie auch mit »nicht bestellten Co-Therapeuten« – unter den Patienten – rechnen. Ich habe das als großen Vorteil erlebt. Allerdings sind einige Absprachen hierzu von Beginn an notwendig.

GEORG SCHOMERUS: Wie sieht es mit dem Hierarchiegefüge in den Gruppen aus?

STEFFEN BARTHOLOMES: Nach unserer Erfahrung lässt sich das Thema Hierarchie in einer Gruppe nicht vermeiden, und es ist besser, den Aspekt von Beginn an offen zu klären. Daher sollten Sie auch über Ihre Rolle als Therapeutin oder Therapeut bereits in den ersten Sitzungen sprechen, Ihre Leitungsfunktion klarmachen und die Vorstellungen der Teilnehmer erfragen. Kommunizieren Sie Ihre Rolle anhand des Stils, mit dem Sie sich wohlfühlen. An dieser Stelle ein offenes Wort zu den Fällen, die sich als nicht geeignet für eine Gruppenbehandlung erweisen. Es kann vorkommen, dass sich Teilnehmer in einer Gruppe unwohl fühlen. Oder Teilnehmer geraten von Beginn an »aneinander«. Sie bemühen sich dann, die Probleme zu bearbeiten, und dennoch hat auch jede behandelnde Person ihre Kompetenz- und Zumutbarkeitsgrenzen. In derartigen Fällen sollten Sie ein alternatives Angebot, im Regelfall das Einzeltherapiesetting, anbieten können. Wir haben uns für diesen Problembereich zu folgendem Vorgehen entschieden. Mit jedem potenziellen Teilnehmer führen wir ein bis zwei Vorgespräche und haben die erste Sitzung in der Gruppe als Informationsveranstaltung (Probatorik) konzipiert. Das ermöglicht neben dem Kennenlernen auch ein barrierefreies Verlassen der Gruppe, sollte ein Patient dies nach der Informationsveranstaltung wünschen. Unser Ansatz lässt sich darüber hinaus auch pragmatisch mit Einzelsitzungen kombinieren. Dies kann aus verschiedenen Gründen von Teilnehmern nachgefragt werden, z. B. um ein Thema aus der Gruppe individualisiert nochmals zu vertiefen oder um ein vielleicht schambesetztes Thema im Einzelgespräch vor- oder nachzubereiten.

GEORG SCHOMERUS: Könntest du auch hier in dieser virtuellen Runde unsere Beweggründe für eine Gruppentherapie für Männer noch einmal kurz erläutern?

STEFFEN BARTHOLOMES: Das bringt zwar im Text eine gewisse Wiederholungsgefahr mit sich. Aber ich denke, das Thema ist so zentral, dass wir es noch einmal mit unserem Gast besprechen sollten. Die – wie wir finden – guten Gründe für eine spezialisierte Psychotherapie für Männer mit Depressionsdiagnosen liegen für uns auch in ganz praktischen Erfahrungen bei der alltäglichen Arbeit im stationären und ambulanten Bereich. Wir beobachten – wie andere Kolleginnen und Kollegen auch –, dass viele unserer männlichen Patienten gerade in Gruppentherapien nicht im Therapieprozess ankommen.

Einmal im wörtlichen Sinn: Männer sind als Patienten vor allem im Bereich ambulanter Psychotherapie unterrepräsentiert. Zudem kommen sie im übertragenen Sinn nicht richtig an: Wir nehmen häufig wahr, dass eine größere Zahl derjenigen Männer, die sich z. B. in einer Klinik für Gruppenpsychotherapie entschieden haben, in der Struktur der Gruppengespräche über die dort sehr frühzeitig therapeutisch eingeforderten Gefühls- und Befindensäußerungen und innerlichen Reflexionsbemühungen mit ihren Anliegen und Themen schnell untergeht. Einige ziehen sich ins Schweigen zurück. Andere wiederum kommen mit expressiven und ärgerlichen Affekten bei Mitpatienten und Mitpatientinnen – und bei manchem Therapeuten und mancher Therapeutin – nicht so gut an. Vielleicht haben Sie vergleichbare Erfahrungen gemacht?

Wir hatten uns also ursprünglich von unserer praktischen Arbeit im Bereich stationärer und ambulanter Psychiatrie und Psychotherapie ausgehend – wir arbeiteten zunächst auf einer Suchtstation, später gemeinsam in einer psychiatrischen Tagesklinik und Institutsambulanz – immer häufiger die Frage gestellt, welche inhaltliche Ausrichtung und Prozesse ein (ambulantes) Gruppenbehandlungsangebot bereithalten müsste, damit es auch den Bedürfnissen männlicher Patienten entgegenkommt. Dazu recherchierten wir erst einmal die damalige Literatur. Wir waren recht verwundert, so wenige Veröffentlichungen zu unserem Anliegen und Thema vorzufinden. Dennoch stießen wir auf einige sehr wertvolle Hinweise von Kolleginnen und Kollegen, die sich mit dem Thema aus vergleichbaren Beweggründen vor uns befasst hatten. Die Arbeiten von Anne-Maria MÖLLER-LEIMKÜHLER (2016) zum Thema »Männliche Depression« haben uns beeindruckt. Die Kollegen Matthias STIEHLER (2010) und Björn SÜFKE (2010) liefern in ihren Veröffentlichungen ebenfalls wertvolle Hinweise für die Gestaltung einer auf männliche Patienten spezialisierten Psychotherapie.

GEORG SCHOMERUS: Wenn sich Angebote für eine Psychotherapie für Männer herumsprechen, dann könnten sich vielleicht mehr Männer mit Bedarf bei den entsprechenden Behandelnden anmelden. Aber kann ein solches Angebot noch anders bekannter gemacht werden?

STEFFEN BARTHOLOMES: Im Herbst 2015 organisierten wir hier auf Rügen eine Veranstaltung zum Thema »Männliche Depression« und diskutierten dort auch das Vorhaben, ein spezifisches psychotherapeutisches Gruppenangebot für Männer anzubieten. Die Veranstaltung war – für uns damals durchaus überraschend – sehr gut besucht. Gekommen waren Kolleginnen und Kollegen verschiedener Fachrichtungen und Institutionen. Neben Ärzten, Psychotherapeutinnen und Pflegekräften saßen auch Mitarbeitende des Jobcenters, des Sozialpsychiatrischen Dienstes und von Suchtberatungsstellen dicht gedrängt hier in diesem Raum, in dem dann später die Gruppentherapien stattfinden sollten. Wir selbst nahmen viel aus der sich anschließenden Diskussion mit den Veranstaltungsteilnehmern für unsere Konzeption mit.

Nur kurze Zeit später intensivierte sich zudem die Fachdebatte über die Notwendigkeit, psychotherapeutische Angebote zu entwickeln, die sogenannten männertypischen Problembewältigungsstilen entgegenkommen. Dass sogenannte »geschlechtersensible« Angebote sinnvoll sein können, setzt sich als Position unter den Kolleginnen und Kollegen zunehmend durch. Das große Interesse und die positiven Reaktionen der lokalen institutionellen Partner zur Vorstellung unserer Ideen für ein spezielles psychotherapeutisches Gruppenangebot für Männer waren sehr ermutigend. Wir schlagen daher allen, die ein solches Angebot bekannt machen wollen, vor, sich mit den entsprechenden Trägern sozialer und gesundheitsbezogener Leistungen in Verbindung zu setzen und diese am besten gleich mit ins Boot zu holen.

GEORG SCHOMERUS: Während einer solchen Veranstaltung hat man genug Zeit, das Thema auszubreiten. Aber, wenn es um einen »roten Faden« geht, vielleicht für einen kürzeren Text oder Flyer, was sollte da drinstehen? Ich jedenfalls könnte jetzt auch etwas mehr Orientierung, eine Art »roten Faden« gebrauchen. Die Patienten am Beginn brauchen schließlich auch eine Orientierung.

STEFFEN BARTHOLOMES: Auch wenn wir unseren Ansatz sehr offen formulieren, um Patienten und Behandelnden viel Raum für die Ausgestaltung zu geben, haben wir sowohl einen »roten Faden« als Prozesskomponente ausgelegt als auch ein inhaltliches Fundament eingefügt. Die Prozesskomponente wird dadurch wirksam, dass Patienten dazu ermutigt werden, während der Therapie persönlich relevante Ziele zu formulieren, und davon ausgehend während des Therapiezeitraums außerhalb der Sitzungen eigene konkrete Projekte umzusetzen. Über Projektideen und Umsetzungsmöglichkeiten tauschen sich die Teilnehmer in den Sitzungen intensiv aus. Die »persönliche Relevanz« entfalten diese Ziele und Projekte dadurch, dass sich unsere Patienten in der Therapie einen verbesserten Zugang zu ihren Grundbedürfnissen und Motiven erarbeiten. Die Aktualisierung und das Wiederzugänglichmachen von Grundbedürfnissen stellen demnach das ergebnisoffene Fundament des Ansatzes dar. Eigentlich ganz einfach, oder?

GEORG SCHOMERUS: Ich denke, dass einige konkrete Beispiele für solche Projekte der Patienten an dieser Stelle zur Veranschaulichung sehr sinnvoll wären.

STEFFEN BARTHOLOMES: Da hast du ganz gewiss recht. Ich veranschauliche das Thema am besten über die thematische Spannweite solcher Projekte. Einer unserer Patienten stellte sich der Aufgabe, sich ein möglichst differenziertes Bild von seinem früh verstorbenen Vater zu machen. Der Vater hatte sich noch vor dem Einschulungsalter des Patienten das Leben genommen. Die wenigen Informationen, die vom Vater bekannt waren, stammten aus den Erinnerungen der Mutter des Patienten. Sie zeichneten das ausgesprochen negative Bild eines Alkoholabhängigen, der sich schließlich »aus dem Staub gemacht« habe. Innerhalb der Gruppe, intensiviert durch die Fragen der Mitpatienten konnte er vertiefend klären, was seine Motive hinter dem Vorhaben waren. Wollte er seinen Vater »zurückholen«, ihm nahe sein? Hoffte er auf einen »ganz anderen Vater«? Sollte ihm dieser »andere« Vater dabei helfen, eigene Unsicherheiten zu überwinden? Die Konfrontation mit diesen Themen führte dazu, dass unser Patient bei sich zunächst den Wunsch nach Orientierung und Klärung in seiner eigenen Lebensgeschichte wahrnahm. Er berichtete in der Umsetzungsphase von Personen, die er erstmals zu ihren Erinnerungen an seinen Vater befragen konnte. Das waren Verwandte, zu denen bisher kein Kontakt bestanden hatte, das waren mittlerweile berentete ehemalige Arbeitskollegen des Vaters, sogar die ehemalige Arbeitsstätte besuchte er, um sein Bild an diesem Ort weiterzuentwickeln. Im Ergebnis entstand ein sehr widersprüchliches und vermutlich deutlich realistischeres Bild vom Vater. Diese Erfahrungen halfen unserem Patienten dabei, auch über sich selbst ein realistischeres Selbstbild zu formulieren.

Ein anderes Patientenprojekt sah die aktive Teilnahme an einem Breitensportereignis vor. Der sogenannte »Rügenbrückenlauf« findet einmal jährlich als Halbmarathon statt. Dieses Projekt hatte sich ein Patient überlegt, der sich seit längerer Zeit sozial zurückzog und zunehmend Bewertungsängste entwickelt hatte. Im Therapieprozess hatten wir zunächst den Eindruck, er benötige deutlich länger Zeit, um eine Projektidee zu entwickeln, und wollten dies im letzten Drittel des Therapiezeitraums mit ihm besprechen, als er der Gruppe stolz mitteilte, bereits seit einigen Wochen zu trainieren und dass er sich am vorherigen Tag als Teilnehmer habe registrieren lassen. Dieses »verdeckte Operieren« konnte intensiv in der Gruppe auch unter persönlicher Öffnung anderer Teilnehmer thematisiert werden und gab nicht nur diesem Patienten die Gelegenheit, über Vermeidungsziele und Annäherungsziele bezogen auf die Selbstwertregulation nachzudenken.

GEORG SCHOMERUS: Jetzt sitzen wir schon einige Zeit mit unserem Gast auf diesen unbequemen Seminarraumstühlen. Wann werden die ehemaligen Patienten zu uns stoßen?

STEFFEN BARTHOLOMES: Wir haben noch etwas Zeit. Unser Gast kann – anders als wir gerade – jederzeit vor- oder zurückblättern. Ganz, wie es seinen Bedürfnissen entspricht.

GEORG SCHOMERUS: Mit der Formulierung spielst du auf die Grundbedürfnisse im Modell von Klaus GRAWE (1943–2005) an?

STEFFEN BARTHOLOMES: Während wir versuchen können, den Allerweltsstühlen etwas Bequemlichkeit abzutrotzen, würde ich gern ein paar Dinge aus dem Modell von Grawe hier ansprechen. Denn für den Anwendungsteil ist das Modell von besonders großer Bedeutung.

Aber vornweg: Bei allen Verdiensten von Klaus Grawe soll nicht unerwähnt bleiben, dass entscheidende Vorarbeiten für sein Modell von Seymour Epstein (1917–2011) stammen. Dieser legte bereits vor etwa dreißig Jahren die wirkmächtigsten Motivationstheorien der Psychologie von Freud über Jung und Adler bis Maslow und Antonovsky »übereinander« und extrahierte eine überschaubare Zahl an psychologischen Grundbedürfnissen (vgl. EPSTEIN 2016). Später ging er davon aus, dass insbesondere einem übergeordneten Bedürfnis nach »psychologischer Kohärenz« und somit einer Art »Passung« oder »Widerspruchsfreiheit« die Funktion einer regulatorischen Instanz zukomme. Wer sich hier an Leon Festingers Theorie kognitiver Dissonanz erinnert fühlt, liegt ebenfalls richtig. Von Epstein ausgehend postulierte Klaus GRAWE (1998, 2004) im Rahmen seiner »Allgemeinen Psychotherapie« vier psychologische Grundbedürfnisse:

- Orientierung und Kontrolle,
- Bindung,
- Selbstwert sowie
- Lust und Schmerzvermeidung.

Diese Grundbedürfnisse versucht jeder Mensch zu erfüllen, indem er sie aktiv angeht oder Verletzungen und Gefahren vermeidet. In Bezug zu diesen regulatorischen Funktionen nennt Grawe seine Theorie Konsistenztheorie. Das Konsistenzprinzip stellt dabei so etwas wie eine »evaluierende Instanz« dar, dabei geht es abermals um die »Passung« der Bedürfnisse (sozusagen als fünftes Grundbedürfnis) untereinander. In Grawes Ansatz spielt Konsistenz, also der Grad an Widersprüchlichkeit oder Widerspruchsfreiheit zwischen der Bedürfniswahrnehmung und -umsetzung, eine entscheidende Rolle. Dauerhaft hohe Widersprüche (geringe Konsistenz) zwischen Verhalten und Grundbedürfnissen untereinander wirken als chronische Stressoren und führen zu Fehlanpassungen, affektiven Störungen und Stressfolgeerkrankungen.

GEORG SCHOMERUS: Jetzt hast du länger über die Grundbedürfnisse, also das inhaltliche und theoretische Fundament des Ansatzes geschrieben.

Aber was ist mit dem Prozess, dem »roten Faden« in der Therapie? Ich meine die Projekte und Ziele der Teilnehmer. Wie stehen die zur Bedürfnisebene?

STEFFEN BARTHOLOMES: Ich versuche, das einmal knapp zusammenzufassen: Es geht in der allgemeinen Psychotherapie nach Grawe darum, dass die Ziele, die ein Mensch in seinem Leben formuliert, der Befriedigung seiner Grundbedürfnisse dienen. Wir alle verfügen über biografisch geprägte kognitiv-affektive Schemata bzw. Grundüberzeugungen darüber, wie wir unsere Bedürfnisse befriedigen können und was wir zum Schutz unserer bedürftigen Seiten vermeiden müssen. Wir entwickeln also Annäherungs- und Vermeidungsschemata und regulieren sehr komplexe Prozesse unseres Organismus somit durch Prozesse des Formulierens und Umsetzens persönlich relevanter Annäherungsziele und häufig auch unbewusst wirksamer affektiver Vermeidungsziele. Um einer individuellen Ebene im Gruppenansatz gerecht zu werden, sollten die Projekte der Teilnehmer daher unter ihrer alleinigen inhaltlichen und Durchführungskontrolle stehen. Es sind die jeweiligen persönlichen Projekte der Gruppenteilnehmer. Die Aufgabe der behandelnden Person dabei ist, in der Gruppe abzuklären, ob die Projektumsetzung über den Therapiezeitraum realistisch ist oder das Projekt zumindest entscheidend in Gang gesetzt werden kann. Es sollte geklärt werden, welche Hilfestellungen aus der Therapiegruppe ein Patient gebrauchen kann. Eine wichtige Aufgabenstellung für Sie besteht darin, Ihre Patienten dabei zu ermutigen, ihre Projekte realistisch und anspruchsvoll zugleich zu formulieren. Der Grad an Herausforderung ist natürlich sehr individuell anzusetzen.

Ganz zu Beginn hatte ich von Don Quijote geschrieben. Den Roman von Miguel de Cervantes durch die Brille psychologischer Bedürfnistheorien zu lesen, kann selbst sehr befriedigend sein. Auch sein Knappe Sancho erscheint dann ganz eigenwillig und modern.

GEORG SCHOMERUS: Und wie kommt dieser Prozess dann in Gang?

STEFFEN BARTHOLOMES: Wir untersuchen in den ersten Gruppensitzungen zunächst gemeinsam, was die Träume, Hoffnungen und Erwartungen unserer Patienten im Leben waren und sind. Im Verlauf unterschiedlicher Gruppen haben wir die Erfahrung gemacht, dass es sinnvoll ist, vor der Entwicklungsphase einzelner Projekte mit Informationen zur Rolle von Grundbedürfnissen für unsere psychische Gesundheit zu beginnen. Wir machen Ihnen sogar den Vorschlag, in Ihren Gruppen die beiden Hauptstränge Grundbedürfnisse und Teilnehmerprojekte zu jeder Ihrer

Sitzungen (unterschiedlich intensiv) als Inhalts- und Prozesskomponenten zu thematisieren. Zu Beginn als »Anzündhilfe« für die Projektideen der Teilnehmer einsetzbar, lässt sich ein sehr früher Themenblock zu Bedürfnissen im Verlauf als Gruppengesprächsfaden über innere Erlebniswelten stets aufnehmen und fortgesetzt verfolgen. Indem Sie Ihren Patienten dabei helfen, besser zu verstehen, was sie als persönlich relevant, sinnstiftend und lebenswert begreifen oder einmal in früherer Zeit dafür gehalten haben, entwickelt sich der Therapieprozess in den Sitzungen und außerhalb in den Projekten fort.

Ausdrücklich vereinbaren wir Projektziele und ebenso ausdrücklich spricht die Gruppe jedem die Erlaubnis zum Scheitern und Neuanfang aus. Wir arbeiten von Beginn an durchaus hart daran, Druck und falsch verstandenen, d. h. in der Therapiegruppe konkurrierenden Ehrgeiz aus der Entwicklung eines persönlichen Projektes zu nehmen. Denn fast alle unserer Teilnehmer erleben wir als ausgesprochen entfremdet von ihren Bedürfnissen und damit auch von ihren sinnstiftenden, konstruktiven Annäherungszielen im Leben. Es kann sich sogar im Verlauf der Therapie herausstellen, dass einzelne Patienten nicht mehr und auch über einen längeren Therapiezeitraum nicht in der Lage sind, ein für sie persönlich bedeutsames Projekt zu entwickeln.

Sogenannte Externalisierungstendenzen können sich zudem als nahezu ausschließliche Orientierung an den Bedürfnissen anderer äußern. Oder die emotionale Abstumpfung ist so weit fortgeschritten, dass es schwerfällt, überhaupt Bedeutung (emotionale Validierungen) in Handlungen und Ereignissen zu erkennen. Wir haben die Erfahrung gemacht, dass vor allem der Gruppenansatz das Potenzial bereithält, aus dem vermeintlichen (und zumeist vorübergehenden) »Scheitern«, kein eigenes Projekt entwickeln zu können, wiederum bedeutsame und aktivierende Veränderungsprozesse in Gang zu bringen. Eine der Grundvoraussetzungen hierfür ist die nachdrückliche Ausrichtung der Projektentwicklungsphase an die persönlichen Ziele der Teilnehmer und eine explizite Abgrenzung zu (an dieser Stelle kontraproduktivem) Konkurrenzstreben untereinander.

Es ist also auch integraler Bestandteil des Ansatzes, Projektideen untereinander zu diskutieren, sich gegenseitig zu unterstützen, ein Projekt eventuell auch wieder zu verwerfen oder an einem Projekt im Verlauf zu zweifeln, wenn nicht sogar (vorübergehend) zu verzweifeln. Die (externalen) Projekte transportieren die alltäglichen Katastrophen in die Sitzungen hinein. Wir haben dadurch die Erfahrung machen können, dass auch diejenigen

Teilnehmer, die längere Zeit ohne konkrete und »external« umsetzbare Projektideen geblieben waren, eine Reihe von persönlich relevanten Themen in die Gruppe hineintrugen und somit für sich selbst und für andere Patienten den gesamten Therapieprozess intensivierten.

GEORG SCHOMERUS: Da du immer wieder vom »Gegenlesen« des Textes gesprochen hast und wir noch immer geduldig warten; was hat es eigentlich mit dem halben Zitat aus dem Don Quijote ganz zu Beginn auf sich? (S. 7)

STEFFEN BARTHOLOMES: Das will ich hier gern erklären und die Antwort des Don Quijotes auf den Einwand seines Knappen ergänzen:

»Man merkt wohl«, sagte Don Quijote, »dass du in Abenteuern nicht bewandert bist: Riesen sind es, und wenn du Angst hast, geh mir aus dem Weg und bete, solang ich diesen erbitterten, ungleichen Kampf mit ihnen fechte.«
Aus: Don Quijote, Miguel de CERVANTES (2016)

Dass Don Quijotes Kampf mit Windmühlen, seinen ganz persönlichen Riesen, einen schlimmen Ausgang nimmt, wissen wir. Niederlage um Niederlage hält der von einem Kneipenwirt zum Ritter geschlagene und aus der Zeit gefallene Edelmann an seinen Träumereien von einer so ganz anderen Welt fest. Wahrscheinlich wäre die Figur des »Ritters von der traurigen Gestalt« längst vergessen worden, hätte sein Schöpfer ihm nicht das Realitätsprinzip in der Figur des gewitzten Knappen Sancho Pansa zur Seite gestellt. Die heiteren Dialoge zwischen sympathischem Irrsein und listiger Wirklichkeit haben um diesen künstlichen Dualismus aufgeladen eine lange Geschichte der Inspiration ins Leben gerufen. Sigmund Freud etwa soll Spanisch gelernt haben, um die Geschichte des Don Quijote im Original lesen zu können. Zeitlos inspirierend ist in der Tat die Doppelnatur des alten Textes: Die Hauptfiguren des Romans erzählen sich gleichsam selbst und lassen ihren Schöpfer als Akteur inmitten des Textes in Erscheinung treten. Miguel de Cervantes setzt hochmoderne handelnde Narrative in Gang, die sich hinter den abenteuerlichsten Geschichten verbergen – eine Anordnung, wie sie uns auch im psychotherapeutischen Prozess gegenübertritt. Dann, wenn sich unsere Patienten weit von ihren Bedürfnissen entfremdet haben und wir mit ihnen gemeinsam Wege, manchmal auch Umwege einschlagen müssen, um Handlungen und Gesprächsfäden wieder in Verbindung zu bringen.

Herauszufinden, was zu unternehmen sei, wenn der rote Faden der eigenen Lebensgeschichte verloren gegangen scheint oder umgekehrt die Handlungsschemata eines Menschen einem nicht länger passenden Narrativ und

stattdessen den Regeln einer vergangenen biografischen Epoche folgen, entspricht dem Wechselspiel aus klärenden und handelnden Prozessen in der Psychotherapie. Die dabei sich entladenden und häufig schmerzhaft spürbaren Spannungsfelder aus naiven Träumereien und realitätstauglichen Zielen halten dabei auch enorme regenerative Ressourcen bereit, die uns helfen können, den vielen kleinen und manch größeren Katastrophen des Lebens die Stirn zu bieten. Die Aktivierung und der Einsatz dieser Ressourcen für gesundheitliche Fortschritte ist zumeist eine anspruchsvolle Unternehmung für unsere Patienten und uns als Behandelnde. Eine Grundvoraussetzung für das gemeinsame Unternehmen Psychotherapie ist, dass Patienten und Behandelnde überhaupt aufeinandertreffen und diese Prozesse in Gang bringen können.
Das Bild des Don Quijote und meine eigenwilligen Überlegungen hierzu habe ich vorangestellt, weil es auch als ein Symbol für jenen »modernen Typus Mann« gelesen werden kann, der sich in fast tragischer Weise in jedes Gefecht – und sei es für ihn noch so sinnentleert – stürzt und dennoch seinen persönlichen Lebenszielen keinen Schritt näher kommt. Umgekehrt ist dieser »moderne Typ«, der Held von trauriger Gestalt, schon mindestens vierhundert Jahre alt. Vielleicht also durchaus eine Konstante in unserer Kulturgeschichte. Von Miguel de Cervantes können wir lernen, wie relevant Ziele und auch manches auf den ersten Blick absurde Gespräch sein können. Besonderes Potenzial entfaltet seine Idee des Akteurs im eigenen Lebensnarrativ!

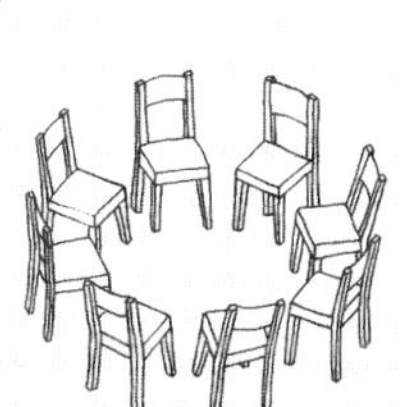

Diskussion

Wie erleben Teilnehmer diesen Zugang? Wir machen Sie nun mit Marc Sund, Timm Pauls und Thorwald Merker bekannt. Sie unterstützen uns bereits eine geraume Zeit beim Verfassen dieses Textes. Vielleicht erinnern Sie sich noch an den Strom frischer Ostseeluft weiter vorn? Die Namen wurden von uns aus Gründen des Datenschutzes in Rücksprache mit unseren ehemaligen Patienten frei erfunden. Wir verwenden diese »Nicknames« zum Zweck einer besseren Lesbarkeit der Diskussionen. Ebenfalls zum Zweck besserer Lesbarkeit und in Rücksprache haben wir die Interviewsequenzen behutsam aus der mündlichen in die Schriftsprache übertragen. Teilweise haben wir längere mündliche Sequenzen paraphrasiert.

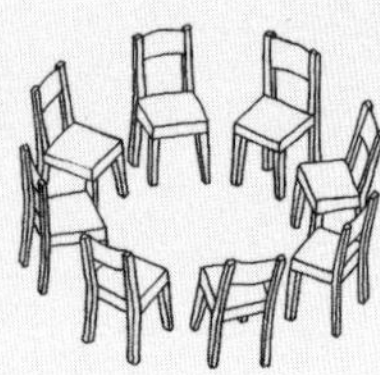

Wir haben unseren Leserinnen und Lesern im ersten Kapitel begründet, dass es einen Bedarf für ein auf die Bedürfnisse von Männern ausgerichteten Therapieansatz gibt. Wir sprachen dann den »roten Faden« – also die Projekte – und die Ausrichtung auf psychologische Grundbedürfnisse an. Können Sie uns nach einer Durchsicht des ersten Kapitels zunächst ein paar allgemeine Erfahrungen mit unserem Ansatz darstellen?

MARC SUND: Ich fühlte mich von der Idee einer Gruppe für Männer mit der gleichen Erkrankung erst einmal angesprochen. Dann hatte ich etwas Sorgen, was es mit den Projekten auf sich haben könnte. Ich fand dann gut, dass gleich am Anfang klargemacht wurde, dass es nicht um große Leistungen oder so etwas geht, sondern erst mal gefragt wird, was für mich wichtig ist.

TIMM PAULS: Bei mir war ganz zu Beginn die Sorge da, was es mit so einer Gruppe auf sich hat. Ich habe gesehen, dass Sie vorn im Text eine Bemerkung von mir verwendet haben. Ja, ich dachte erst, dass mich das nur noch mehr belasten würde, mir alle möglichen Geschichten anzuhören. Ich fand es ganz gut, erst mal über Bedürfnisse zu sprechen und sich dann etwas Konkretes vorzunehmen. Mit der Zeit fand ich es dann sogar ganz interessant, etwas von den anderen Teilnehmern zu erfahren. Ich denke, das hat mir sogar etwas gebracht.

THORWALD MERKER: Mir gefiel am ganzen Vorgehen das mit den Grundbedürfnissen sehr gut. Das hat mir weitergeholfen. Wie es sich damit verhält, erfährt man ja sonst nirgendwo. Ich kann mir sogar vorstellen, das wäre etwas für den Schulunterricht. Vielleicht im Fach Biologie. Jedenfalls konnte ich damit etwas Neues über mich erfahren. Die Sache mit den Projekten: Gut, da hat man einen »Aufhänger«, worüber man konkret sprechen kann.

Im nächsten Kapitel werden wir uns mit dem Thema »Stigmatisierung« beschäftigen. Es wird um das Bild psychischer Erkrankungen und psychisch Erkrankter in der Gesellschaft gehen. Was wäre Ihnen in diesem Kapitel wichtig, zu erwähnen?

THORWALD MERKER: Auch da finde ich, wäre viel mehr Aufklärung z. B. schon in der Schule wichtig. Ich habe das als sehr schwierig erlebt, irgendwo zuzugeben, eine Depression zu haben. Das hat mich damals sehr beschäftigt. Mittlerweile gibt es ja auch einige Prominente, die das öffentlich bekannt gemacht haben. Es bleibt aber schwierig, da will ich nicht lange drum herumreden.

TIMM PAULS: Ich kann mich noch an eine Gruppensitzung erinnern, da hatten wir die Aufgabe, einmal zu überlegen, warum so viele Schimpfwörter etwas mit psychischen Themen zu tun haben.

MARC SUND: Daran muss ich auch manchmal denken, wenn ich mal eines benutze. Ich denke, wichtig wäre, sich ebenso klarzumachen, dass jeder auch Verantwortung dafür hat, wie er selbst mit diesem Thema umgeht, und nicht immer nur von anderen fordert, ganz rücksichtsvoll zu sein. Aber ich stimme da auch zu, dass es nicht leichtfällt, über eine psychische Erkrankung zu sprechen. Ich habe selbst die Beobachtung gemacht, dass Frauen damit offener untereinander umgehen als Männer. Daher war es für mich eine gute Erfahrung, einmal eine Gruppe von Männern zu erleben, in der alle davon betroffen sind und ganz normal damit umgehen.

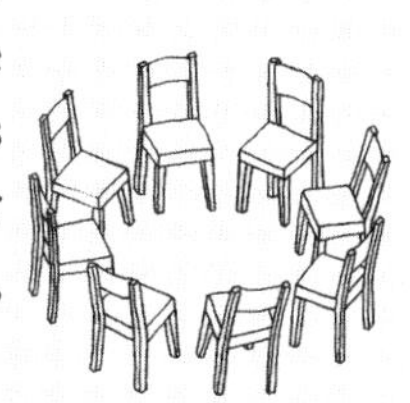

Stigmatisierung

Häufig wird das Stigma psychischer Krankheit als Grund dafür angeführt, dass so viele Menschen keine professionelle Hilfe annehmen, wenn sie an seelischen Beschwerden leiden. In Deutschland sind die Hälfte aller Frauen und zwei Drittel aller Männer, die psychisch erkrankt sind, nicht in Behandlung (BRANDSTETTER u.a. 2017). Und da wir zu Beginn dieses Buches schon darüber nachgedacht haben, wie bestimmte Rollenbilder dazu führen können, dass gerade Männer die Angebote der Psychotherapie nicht nutzen möchten, ist es naheliegend, sich diesen Zusammenhang auch einmal aus der Stigma-Perspektive anzuschauen.

Nach einem gut erforschten Modell der Soziologen Bruce LINK und Jo PHELAN (2001) greifen bei Stigmatisierung mehrere Schritte ineinander. Der Prozess nimmt seinen Anfang, wenn eine Normabweichung mit einem Etikett (englisch: Label) versehen wird, wenn man also z.B. einen bestimmten Zustand als »Depression« bezeichnet oder eine Person als »psychisch krank« etikettiert. Diese Bezeichnung ist mit negativen Stereotypen verbunden, wie mit Schwäche, Schuld, Unberechenbarkeit oder Unzuverlässigkeit. Die Person wird mit diesen Vorurteilen in Verbindung gebracht, weil sie als »psychisch krank« eingeordnet wird. Man sieht dann nicht mehr die Person, sondern nur noch das Etikett und die Vorurteile, die daran hängen. Die Vorurteile wiederum lösen negative Reaktionen aus, die Person wird ausgegrenzt. Ein Mensch mit Depression gehört dann nicht mehr zu uns, sondern zu »den anderen«. Die Folge sind Statusverlust und Diskriminierung.

Schritte der Stigmatisierung

- Eine Normabweichung wird mit einem Etikett (Label) versehen.
- Durch das »Labeling« wird die Person mit negativen Stereotypen und Vorurteilen in Verbindung gebracht.
- Es kommt zur Ausgrenzung, Abwertung und Diskriminierung der Person.

Es fällt nicht schwer, diese Kaskade ineinandergreifender Stigmatisierungsprozesse auf einen Mann anzuwenden, der beispielsweise durch eine

Depression Schwierigkeiten im Berufsleben bekommt und längere Zeit ausfällt. Dieser Mann wird sich überlegen, wie seine Arbeitskolleginnen und -kollegen, seine Vorgesetzten, aber auch seine Familie auf die Diagnose einer psychischen Erkrankung reagieren würden. Was denken die anderen über mich, wenn sie wissen, dass ich psychisch erkrankt bin? Verhalten sie sich mir gegenüber anders, wenn sie meine Diagnose erfahren haben? Werde ich dann nicht mehr für voll genommen und ausgegrenzt, verliere ich gar meinen Arbeitsplatz?

Natürlich kann man eine Diagnose geheim halten. Das ist gerade im Kontext von Arbeit und Arbeitssuche leider auch häufig eine nachvollziehbare und kluge Entscheidung. In einer Studie mit psychisch belasteten Langzeitarbeitslosen war ein offener Umgang mit den eigenen psychischen Problemen mit einer größeren Wahrscheinlichkeit assoziiert, im Untersuchungszeitraum keine Arbeit zu finden (Rüsch u. a. 2018). Auf der anderen Seite steigert Offenheit im privaten Umfeld nachweislich die Lebensqualität (Rüsch u. a. 2019). Es ist also keine einfache Entscheidung, wem ich etwas über eine psychische Erkrankung erzähle. Man setzt sich einem Risiko aus, das schwer abzuschätzen ist. Der gründlichste Schutz vor den negativen Folgen der Etikettierung ist es sicherlich, gar nicht erst diagnostiziert zu werden. Solange ich keine Diagnose habe, bin ich zumindest offiziell nicht krank. So sagte mir ein Patient mit Alkoholabhängigkeit einmal auf die Frage, ab wann jemand seiner Meinung nach ein Alkoholiker sei, mit dem Brustton der Überzeugung: »Alkoholiker ist man, sobald man zum ersten Mal in die Klinik zum Entzug geht.« Nicht in Behandlung zu sein bedeutet dann so viel wie nicht krank zu sein, man spricht von »Label avoidance« (Corrigan 2004) als eine weitverbreitete Strategie, um dem Stigma psychischer Krankheit zu entgehen. Wenn man keine Diagnose möchte, dann geht man am besten gar nicht erst zur Ärztin oder zum Psychotherapeuten. Label avoidance ist also ein guter Grund, jegliche Behandlung von vornherein zu vermeiden.

Die Erwartungen, was andere Menschen über mich denken oder wie sie auf mich reagieren könnten, ist aber nur eine Facette der Stigmawirkung. Es geht nicht nur um die Einstellungen der anderen. Neuere Studien zum Zusammenhang zwischen Stigma und Inanspruchnahme von Hilfe zeigen, dass die eigenen Einstellungen zum Teil noch wichtiger sind als die Angst vor der Ablehnung durch andere (Schnyder u. a. 2017). Wie stehe ich selbst eigentlich zu psychischen Erkrankungen, zu psychotherapeutischer Hilfe und zu anderen Menschen, die eine psychiatrische Diagnose haben?

Der Entscheidung, Hilfe in Anspruch zu nehmen, geht häufig eine lange Phase der persönlichen Abwägung voraus. Noch weit davon entfernt, über die mögliche Offenlegung einer Diagnose nachzudenken, muss sich ein Mann mit den Symptomen einer Depression erst einmal darüber klarwerden, ob er überhaupt eine psychische Erkrankung haben könnte. Sind seine Beschwerden Anzeichen einer Krankheit oder nicht vielleicht eher eine normale Reaktion auf ungünstige Umstände, auf die Arbeitsbelastung oder auf private Probleme? Deuten sie auf eine psychische oder eine körperliche Erkrankung hin? Bei diesen Überlegungen spielen eigene stigmatisierende Einstellungen eine wichtige Rolle. Je skeptischer ich selbst der Gruppe der Menschen mit psychischen Erkrankungen gegenüber eingestellt bin, desto schwerer fällt es mir, eigene Symptome als Anzeichen einer psychischen Erkrankung zu deuten, und desto eher ordne ich sie einer vermuteten körperlichen Erkrankung zu (Stolzenburg u. a. 2018).
Die eigene Ablehnung von anderen Menschen mit psychischen Erkrankungen macht es mir also schwer, mich selbst dieser Gruppe zuzurechnen. Die Inanspruchnahme von Hilfe wird durch die drohende Selbststigmatisierung gebremst. Wenn ich mich selbst zur Gruppe der Menschen mit psychischen Erkrankungen zähle, dann muss ich zu einem gewissen Grad auch meine eigenen negativen Vorurteile über diese Gruppe auf mich selbst anwenden. Die Selbststigmatisierung ist ein schmerzhafter Prozess, der zu Selbstabwertung, Selbstwertverlust und geringerer Selbstwirksamkeit führt und nicht zuletzt die Symptome einer psychischen Erkrankung noch verschlimmern kann. Selbststigma ist eine häufige Reaktion auf öffentliches Stigma – schließlich lebt man nicht isoliert, sondern ist in einen kulturellen Kontext hineingewachsen, dessen Urteile und Vorurteile man zu einem gewissen Grad teilt.

Selbststigmatisierung

Eine Person wendet vorhandene Stigmata bezüglich psychischer Erkrankungen auf sich selbst an, schreibt sich z. B. Charakterschwäche oder Inkompetenz zu. Als Folge kann es zu Selbstdiskriminierungen kommen, z. B. zu Selbstabwertungen und Selbstwertverlust.

»Gehöre ich jetzt auch zu denen?« ist eine relevante Frage – und die Antwort »Nein, ich doch nicht!« ist naheliegend, solange sich dieses Bild nur irgendwie aufrechterhalten lässt. Die Zeit bis zur Inanspruchnahme von

Hilfe ist für psychische Erkrankungen sehr lang, und für stark stigmatisierte Krankheiten wie die Alkoholabhängigkeit, besonders wenn sie sich lange als Gewohnheit oder Krise bagatellisieren lassen, ist die Verzögerung der Inanspruchnahme besonders groß. Daten einer regionalen epidemiologischen Studie in Vorpommern zeigen, dass Männer sich im Vergleich zu Frauen stärker schämen würden, wenn sie eine psychische Erkrankung hätten. Je stärker die Scham, desto geringer die Bereitschaft, Hilfe in Anspruch zu nehmen. Es sind sozusagen die verinnerlichten Blicke der anderen und der eigene Blick in den Spiegel, der es für Männer so schwer macht, Therapie für eine psychische Erkrankung in Anspruch zu nehmen.

Ein weiterer Aspekt der eigenen Einstellungen soll hier nicht unerwähnt bleiben. Es ist ganz entscheidend, ob ich selbst überhaupt erwarte, für mein Problem bei der Hausärztin, beim Psychiater oder Psychotherapeuten wirksame Hilfe zu erhalten. So konnten verschiedene Studien (z. B. Schomerus u. a. 2009), in denen die Inanspruchnahme von Hilfe bei psychischen Erkrankungen mithilfe der »Theory of Planned Behavior« vorhergesagt wurde, übereinstimmend zeigen, dass vor allem die eigenen Erwartungen an den Behandlungserfolg die Bereitschaft beeinflussen, Hilfe zu suchen. Die Erwartung, dass Psychotherapie hilfreich sein könnte, scheint allerdings bei Männern geringer ausgeprägt zu sein als bei Frauen. Eine systematische Übersicht von Studien in der Allgemeinbevölkerung ergab, dass Frauen eher psychosoziale Faktoren als Ursache einer Depression vermuten, dass sie eher bereit sind, psychotherapeutische Hilfe in Anspruch zu nehmen, und dass sie sich mehr Hilfe von einer Psychotherapie versprechen als Männer (Holzinger u. a. 2012). Die Vermutung liegt nahe, dass hier Rollenbilder und Präferenzen für bestimmte Bewältigungsstrategien einer Inanspruchnahme von Hilfe im Weg stehen.

Auf der anderen Seite bedeutet die Inanspruchnahme von Hilfe tatsächlich, sich mit einer neuen Rolle auseinanderzusetzen. Als problematisch hat sich dabei ein reduktionistisches, betont biologisches Krankheitskonzept erwiesen. Eine Medikalisierung von Beschwerden, eine Reduktion der Therapie auf die Pharmakotherapie und ein durch die Tabletteneinnahme symbolisierter passiver Bewältigungsstil der Erkrankung können die Selbstwirksamkeit der Betroffenen verringern und damit dysfunktionale, internalisierende Verhaltensmuster fördern. Biologische Krankheitsvorstellungen von psychischen Erkrankungen sind außerdem in der Allgemeinbevölkerung mit stärkerem Stigma assoziiert, weil sie offenbar eine vermeintliche Andersartigkeit und Gefährlichkeit der Betroffenen betonen (Schomerus

u. a. 2014). Auch bei Menschen mit psychischen Erkrankungen sind Vorstellungen von einer biologischen Krankheitsätiologie mit stärkerem Stigma assoziiert (Rüsch u. a. 2019) und können so das Selbststigma fördern. Eine »Biologisierung« psychischer Erkrankungen trägt also, entgegen anderslautenden Erwartungen, nicht zur Entstigmatisierung bei.

Was also ist zu tun? Stigmatisierende Einstellungen sollten verringert werden. Dazu können auch Behandelnde beitragen, indem sie einerseits furchtlos über psychische Erkrankungen und Diagnosen sprechen, ohne durch Euphemismen ein Tabu zu verstärken, und andererseits gleichzeitig deutlich machen, dass diese Diagnosen nicht in Stein gemeißelt, keine Schubladen sind, sondern Bezeichnungen von Zuständen, die eigentlich auf einem Kontinuum psychischer Gesundheit und Krankheit liegen. Eine Diagnose ist nur ein Hilfsmittel, um die Kommunikation zu erleichtern, eine angemessene Therapie zu finden und die Finanzierung der Behandlung durch die Krankenkassen zu ermöglichen. Studien konnten zeigen, dass eine kategoriale Sichtweise von psychischer Erkrankung das Stigma verstärkt und die wahrgenommene Andersartigkeit der Betroffenen betont, während kontinuierliche Modelle psychischer Gesundheit und Krankheit Stigma reduzieren (Schomerus u. a. 2016). Eine einseitige biologische Sichtweise der Erkrankung sollte zugunsten eines bio-psycho-sozialen Krankheitsmodells vermieden werden. Gleichzeitig sollte man sich der Gefahr der Selbststigmatisierung bewusst sein und gegebenenfalls Diskrepanzen zwischen dem eigenen Selbstbild und der Tatsache der Erkrankung thematisieren.

Moderne Modelle der Genesung (»Recovery«) legen den Fokus auf die Bewältigung der Erkrankung und die Integration der Krankheitserfahrung in ein gelingendes Leben und nicht nur auf die Reduktion von Symptomen. Auch diese Sichtweise hilft, aus der scheinbaren Dichotomie von Gesundheit oder Krankheit auszubrechen und Zwischentöne wahrzunehmen, die Gestaltungsspielräume eröffnen.

Was hilft gegen Stigmatisierung?

- Kontinuierliche Modelle psychischer Gesundheit und Krankheit anwenden statt einseitige biologische Erklärungsansätze
- Diskrepanzen zwischen dem eigenen Selbstbild und der Erkrankung ansprechen
- Fokus auf Recovery legen statt auf Symptomreduktion

Auf der anderen Seite müssen natürlich die Rollenbilder und Behandlungspräferenzen der Männer mit psychischen Erkrankungen vorbehaltlos ernst genommen werden – und damit sind wir wieder beim Anliegen dieses Buches. Präferenzen dürfen sein, und es ist unsere Aufgabe, Angebote zu machen, von denen Männer erwarten, dass sie auch einen Nutzen von ihnen haben.

Vorbereitung! Denn in der Arena macht nur der Gladiator im letzten Moment seinen Plan

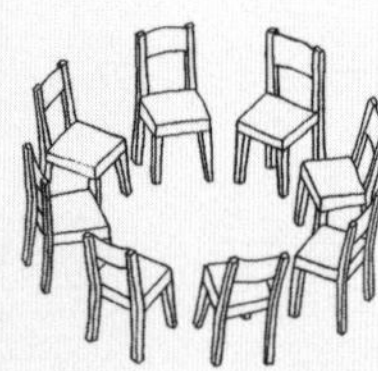

GEORG SCHOMERUS: Die Kapitelüberschrift verspricht einiges an Dramatik!

STEFFEN BARTHOLOMES: Gerade dieses technische Kapitel beinhaltet einiges an spannungsreichen Themen, und in der Tat kann Therapeutinnen und Therapeuten stilistisch und handwerklich einiges blühen, wenn sie methodisch nicht ausreichend vorbereitet sind. Eine Gruppentherapiesitzung kann sich dann sehr schnell in eine Art »wilde Arena« mit ganz eigenem Regelwerk verwandeln. Mit unserer Konzeption vertreten wir bei aller inhaltlichen Offenheit zugleich den Standpunkt, dass ohne eine ausreichende Planung – und das bedeutet hier vor allem Strukturierung – weder wir unsere Therapie verantwortungsbewusst durchführen noch unsere Patienten ihre Projekte umsetzen können. Eine für unsere Patienten (und uns selbst) nachvollziehbare Struktur der Therapiesitzungen und des Verlaufes stellt einen verlässlichen Rahmen für eine Anzahl auch nicht planbarer, spontaner Prozesse dar. In den Projekten der Teilnehmer kann sich diese Dialektik aus Planung und Spontaneität widerspiegeln, und unsere Strukturierungsleistung hat daher das Potenzial einer Modellfunktion.

GEORG SCHOMERUS: Wir wollen mit diesem Kapitel die Durchführung der Gruppentherapie planen und dabei die aus unserer Sicht notwendigen Vorbereitungen und Vorüberlegungen nicht unter den Tisch fallen lassen. Um die Planungsphase der Gruppenbehandlung klar und einfach zu strukturieren, schlage ich vor, hier nicht allzu tief in die Theorien und Studienlage der Gruppenpsychotherapieforschung abzutauchen, sondern unseren Leserinnen und Lesern an ausgewählten Stellen Empfehlungen zu vertiefender Literatur und Überblickswerken zu geben, von denen wir ebenfalls in unserer Arbeit profitieren.

STEFFEN BARTHOLOMES: Ich hoffe, es erscheint unseren Leserinnen und Lesern plausibel oder knüpft an eigene Erfahrungswerte an, dass ein inhaltlich weitgehend offenes Konzept für eine Gruppe durchaus anspruchsvoll in der Umsetzung ausfällt und einer Vorbereitung unbedingt bedarf. Indem wir unseren Patienten einen klar erkennbaren inhaltlichen Rahmen und klare Strukturen anbieten, innerhalb derer sich ihre Projekte und die damit verbundenen Prozesse entfalten können, schaffen wir gemeinsam hergestellte Sicherheit und Verbindlichkeit. Je klarer diese von Beginn an erkennbar werden, desto intensiver können unsere Patienten am Therapieprozess teilnehmen.

Als Gruppentherapeutin oder -therapeut entscheiden selbstredend Sie, welchen Grad an inhaltlicher Offenheit Sie sich zutrauen wollen. Sie können sich enger an unseren Vorschlägen (siehe Kapitel »Durchführung – Module für die Praxis«, S. 50) orientieren oder lediglich auf der Basis der grundlegenden inhaltlichen Überlegungen vorgehen. Denken Sie auch daran, dass ein förderlicher Strukturierungsgrad für die gesamte Therapiedauer und für jede einzelne Sitzung entscheidend davon abhängig ist, wie stark das jeweilige Bedürfnis nach Struktur bei Ihren Teilnehmern ausgeprägt ist. Zu Beginn einer Gruppentherapie und damit einer Orientierungsphase kann dies bei den meisten Patienten (und bei Ihnen als Therapeutin oder Therapeut) deutlich höher, im Verlauf geringer ausfallen und gegen Ende des Therapiezeitraumes nochmals ansteigen, wenn eine Vielzahl von Eindrücken und Erfahrungen verdichtet wird und Abschiedsprozesse bewältigt werden müssen. Auf die spezifischen Bedürfnislagen nach Struktur und Sicherheit bei vorliegenden komorbiden Persönlichkeitsstörungen ist im Verlauf besonders zu achten.

GEORG SCHOMERUS: Welche Struktur bieten wir unseren Leserinnen und Lesern in diesem Kapitel an?

STEFFEN BARTHOLOMES: Ich werde zunächst auf grundlegende Fragestellungen zu Beginn zu sprechen kommen: Was sollte bei der Zusammensetzung der Gruppen beachtet werden? Wie werden Patienten für die Gruppenbehandlung eingeladen und motiviert? Welche Gruppengröße, Sitzungsfrequenz, Anzahl der Sitzungen und so weiter können wir empfehlen? Anschließend verlasse ich diesen Themenkomplex und führe noch einige Aspekte an, die die Therapeutenrolle, Gruppenregeln und Gruppendynamik betreffen. Mit diesem Abschnitt verbinde ich das Ziel, dass sich unsere Leserinnen und Leser eine möglichst klare, eigene Position zu diesen Themen herausarbeiten oder ihre schon vorhandenen Ansichten an unseren Standpunkten reflektieren.

GEORG SCHOMERUS: Die Arena ist deine! Und noch ein Rat: Fasse dich möglichst kurz, denn Kapitel, die nicht enden wollen, gefallen nicht und werden von Fall zu Fall nicht einmal zu Ende gelesen (gänzlich frei nach Miguel de Cervantes).

Was sollte bei der Zusammensetzung der Gruppen beachtet werden?

STEFFEN BARTHOLOMES: **Verhältnis von Homogenität und Heterogenität:** Das hier vorliegende Therapiekonzept ist auf Männer mit einer Depressionsdiagnose ausgerichtet. Die Auswahl der Patienten trägt damit zu größerer Homogenität bei, als dies für störungsübergreifende und auch für gemischtgeschlechtliche Gruppen der Fall wäre. Gleichwohl bieten Unterschiede etwa bezogen auf den sozialen Status, das Alter, den Beziehungsstatus, die Elternschaft, weitere somatische oder psychische Leiden oder Persönlichkeitsakzente viel Variabilität. Wir können somit davon ausgehen, dass in jeder Gruppe ein hohes Maß an Heterogenität und damit auch ein großes Potenzial an aktivierbaren Ressourcen und Problemlösungskompetenzen vorliegt.

Indikationen und Kontraindikationen: Auf den Ebenen der Vorlieben eines Patienten, der Diagnose und der Persönlichkeitsstruktur wollen wir auch Kriterien vorstellen, die gegen eine Behandlung mittels unseres Gruppenansatzes sprechen können. Wir erwähnen diese Kriterien hier explizit, da es etwa in Abhängigkeit Ihres Arbeitskontextes passieren könnte, dass Ihnen als »Männertherapeut« oder »Männertherapeutin« Behandlungsfälle zugewiesen werden, vor allem, »weil der Patient ein Mann ist« – d. h. ohne eine ausreichende Reflexion der Voraussetzungen des Patienten. Wenn das Angebot einer solchen Gruppe kommuniziert wird, kann sich unter Umständen auch bei Ihnen als Therapeutin oder Therapeut ein gewisser Druck oder die Bereitschaft einstellen, die Gruppe mit Patienten »zu füllen«, um endlich beginnen zu können.

GEORG SCHOMERUS: Da hake ich kurz ein: Wie können unsere Leserinnen und Leser unter diesen Umständen vorgehen?

STEFFEN BARTHOLOMES: Nicht nur unter den Fragestellungen, die wir hier behandeln, sondern grundsätzlich ist vor Gruppentherapiebeginn mindestens ein Vorgespräch im Einzelsetting zu empfehlen, um gegebenenfalls ein alternatives Behandlungsverfahren anbieten zu können oder zu vermitteln. In einer ambulanten Praxis ergibt sich das unter dem gegenwärtigen Antragsverfahren ohnehin bzw. ist dort eine Kombination von Einzel- und Gruppenbehandlungen die Regel. In anderen Kontexten, auf die wir hier nur kurz verweisen können, ist auf die Notwendigkeit mindestens eines Vorgespräches im Einzelsetting besonders zu achten. Das ist z. B. bei

Behandlungen innerhalb von Institutsambulanzen, in einem Anstellungsverhältnis in einer Praxis oder auch bei Verwendung einzelner Module unseres Ansatzes in Kliniken der Fall.

GEORG SCHOMERUS: Die allgemein gehaltenen Einschlusskriterien lauten bei uns: »unipolare Depression«, »männlicher Patient« und dessen erklärte Bereitschaft zur Gruppentherapie. Auf welche möglichen Kontraindikationen ist zu achten? Da wären zu nennen:

- hirnorganische Störungen oder Syndrome,
- eine dissoziale Persönlichkeitsstruktur mit Störungswert,
- schwergradige depressive Episoden mit psychotischen Symptomen, schwergradig eingeschränkter Konzentrationsfähigkeit und schwergradigem Antriebsverlust,
- Psychosen,
- Manie,
- akute Suizidalität,
- dissoziative Störungen,
- Suchterkrankungen mit aktueller Unfähigkeit zur phasenweisen Abstinenz,
- akute psychosoziale Krisen,
- ausgeprägtes interpersonelles Misstrauen.

STEFFEN BARTHOLOMES: Lass mich zu dieser Auflistung von Kontraindikationen – bei der das Fragezeichen voransteht! – kurz etwas anmerken: Wir gehen derzeit davon aus, dass Patienten mit einer dissozialen Persönlichkeitsstruktur mit Störungswert und ohne ausreichende erfolgreiche Vorbehandlung nicht von unserem Ansatz profitieren, sondern von den Anforderungen der Gruppenprozesse und Inhalte überfordert wären. Bereits Aspekte der Gruppendynamik und Gruppenregeln können derartige Stressoren bereitstellen. Auf der inhaltlichen Ebene ist das hier vorgestellte Konzept ausdrücklich bedürfnisorientiert, dies beinhaltet zugleich die Voraussetzung, eigene Grenzen und die Grenzen eines Gegenübers prinzipiell akzeptieren und respektieren zu können oder bereits intrinsisch motiviert zu sein, dies lernen zu wollen. Für die spezifische Problematik der dissozialen Persönlichkeitsstörung sind daher zunächst andere Behandlungsverfahren (z. B. das schematherapeutische Vorgehen nach Reiss u. a. 2016) vonnöten. Hierbei oder im weiteren Verlauf können gleichwohl die von uns eingesetzten Behandlungselemente Anwendung im Rahmen einer auf das Störungsbild zugeschnittenen Behandlung finden.

Für Patienten mit Psychosen oder auch dissoziativen Störungen halten insbesondere einzelne zentrale Methoden des Ansatzes (vor allem im Modul B) Überforderungspotenzial bereit. Wie für alle psychotherapeutischen Ansätze gilt, dass Patienten nicht unter Rauschmittelwirkung behandelt werden können. Die Fähigkeit zur phasenweisen Abstinenz ist daher eine basale Voraussetzung. Von darüber hinausgehenden strengeren Kriterien (z. B. sechs Monate Abstinenz vor Therapie) raten wir ab, weil sie verhindern, dass problematischer Substanzkonsum in der Gruppe thematisiert werden kann. Weiterhin ist eine akute psychosoziale Krise im Sinne einer ausgeprägten Mehrfachbelastung als Kontraindikation zu sehen, da hiermit zumeist die aktuelle Bereitschaft des Patienten, sich auf eine Gruppenpsychotherapie einlassen zu können, sinkt. Im Verlauf einer Gruppenbehandlung kann es auch zu stärkeren psychosozialen Krisen kommen; in solchen Fällen ist zu prüfen, ob die Gruppenteilnahme eine Ressource für den Patienten darstellt oder ob eine Anpassung der Teilnahmehäufigkeit und auch der Inhalte und Prozesse für diesen Patienten vorzunehmen ist.
Patienten in einer manischen Phase sind für Gruppenbehandlungen wie für Behandlungen allgemein nur schwer zu motivieren und in einer akuten Phase nicht ausreichend beziehungsfähig. Vergleichbares gilt für Personen, die dauerhaft ein ausgeprägtes Misstrauen gegenüber anderen Menschen empfinden. Dass ein ambulantes Setting für akut suizidale Patienten nicht adäquat ist und als Schutz nicht ausreicht, ist augenfällig.

Vorgespräche im Einzelsetting

GEORG SCHOMERUS: Gehst du bitte intensiver auf die Vorgespräche ein? Wie stellst du potenziellen Gruppenteilnehmern die Therapieform vor?
STEFFEN BARTHOLOMES: Im ambulanten Kontext kennen Behandelnde die Patienten schon aus mehreren Einzelkontakten. Neben der Abklärung der Frage, ob eine Gruppenbehandlung sinnvoll ist, sollten Vorgespräche bereits der Herstellung eines Arbeitsbündnisses über den Gruppenzeitraum dienen, indem erste grundlegende Informationen über Inhalte, Ziele und Ablauf der Gruppenbehandlung vermittelt werden. Wir haben unseren Patienten den Hinweis gegeben, dass wenigstens eine probatorische Kennenlernsitzung in der Gruppe vorgesehen ist. Das erleichterte es oftmals, über die »Hürde« zu springen, sich möglicherweise erstmals auf

ein Gruppenverfahren einzulassen. Während des Vorgespräches sollten weitere formale Aspekte und insbesondere die Schweigepflicht aller Teilnehmer sowie die inhaltliche und methodische Ausrichtung der Behandlung angesprochen werden.

Die Vorgespräche dienen also der Herstellung eines »informed consent«. Für uns als Therapeutinnen und Therapeuten wiederum ist es ein gutes Training, sich auf die Ängste einzulassen, die mit der Einladung zu einer Gruppenbehandlung bei Patienten ausgelöst werden können. Hier treffen die im vorigen Kapitel besprochenen Stigmatisierungsängste auf Sorgen, »über Gefühle sprechen zu müssen«, »sich die Probleme anderer anhören zu müssen«, »nur ein Behandlungsangebot zweiter Wahl zu bekommen« oder »nicht wichtig genug für eine Einzelbehandlung zu sein«, auf die Kenntnisse und Überzeugungen von uns Behandelnden zu den Vorteilen einer Gruppenbehandlung. Diese Ambivalenzen können bereits ein gehöriges Maß an Anspannung erzeugen. Solche Sorgen der Patienten offen anzusprechen und sie auch anzuregen, über diese Sorgen zu sprechen, stellt dann oftmals ein ausreichend gutes Mittel dar, die Bereitschaft zur Gruppenbehandlung zu erhöhen.

Vermeiden Sie, die Gruppenbehandlung unter der Bewertung einer »zweiten Wahl« zu bewerben. Öffnen Sie stattdessen mit Überzeugung einen anderen Bewertungsrahmen: Sie sind in der Lage, Ihren Patienten eine neue, auf die spezifischen Bedürfnisse männlicher Patienten angepasste Behandlung in der Gruppe anzubieten. Die Informationen über das Gruppenangebot sind sinnvollerweise mit einer begrenzten Entscheidungszeit für den Patienten zu kombinieren. Sie sollten durchaus auch diejenigen Patienten, die sich bereits »spontan« für die Gruppenbehandlung im Gespräch ausgesprochen haben, auffordern, sich für die Entscheidung etwas Zeit zu nehmen.

Einladung

GEORG SCHOMERUS: Wie lässt sich während dieser Entscheidungsphasen sicherstellen, dass die Patienten den Beginn der Gruppenbehandlung nicht aus dem Blick verlieren?

STEFFEN BARTHOLOMES: Nach den Vorgesprächen und der erklärten Bereitschaft von Patienten, an der Gruppentherapie teilnehmen zu wollen, verfügen Therapeutinnen und Therapeuten über eine Liste derjenigen

Patienten, die zu einer ersten (eventuell probatorischen) Sitzung eingeladen werden können. Wir empfehlen, hierzu schriftliche Einladungen zu verschicken.
Eine schriftliche Einladung kommt den Patienten nach den Vorgesprächen im Einzelkontakt zu. Sie fördert die Wahrnehmung des Stellenwertes des Verfahrens, erhöht für Sie und Ihre Patienten die Planungssicherheit und stellt eine weitere gute Möglichkeit dar, (Selbst-)Stigmatisierungstendenzen entgegenzuwirken. Wir haben dazu folgende Formulierung eingesetzt und die Einladungen 14 Tage vor dem ersten Gruppentreffen verschickt:

Gruppeneinladung

Sehr geehrter Herr ...
Sie haben sich für eine ambulante Therapie angemeldet. Wir freuen uns, Ihnen eine neue spezialisierte Therapie ermöglichen zu können. Das Angebot ist speziell auf den Bedarf, die Problemfelder und Kompetenzen von Männern zugeschnitten. Die Therapie zielt auf einen aktiven Umgang mit Krisen, Stress und entsprechenden Folgeerkrankungen ab. Bislang sind entsprechende Angebote für Männer in unserem Versorgungsgebiet nicht vorhanden. Die Therapie wird in einer Gruppe von maximal neun Teilnehmern durchgeführt. Geplant sind 25 Termine. Die Treffen finden 14-tägig für jeweils 90 Minuten statt.
Das erste Treffen findet am ... um ... Uhr in den Ihnen bekannten Räumlichkeiten: ... statt.
Wir freuen uns darauf, mit Ihnen an Ihrem persönlichen Projekt zu arbeiten.
Ihre Gruppenleitung

Vorüberlegungen zur Gruppenstruktur

GEORG SCHOMERUS: Welche Positionen zu Gruppengröße, Grad an Offenheit für Neumitglieder, Sitzungsfrequenz, Sitzungsdauer und so weiter schlagen wir unseren Leserinnen und Lesern vor?
STEFFEN BARTHOLOMES: Ganz im Sinne einer Kurzfassung für Praktiker werde ich mich hierzu oft auf den Verhaltenstherapeuten und Autor Michael Marwitz und sein Werk zur verhaltenstherapeutischen Gruppentherapie (2016) beziehen und unsere Erfahrungswerte mit den »Männergruppen« als Anregung mit einflechten.
Zur Gruppengröße: Wir empfehlen, zwischen sieben und neun Patienten

pro Therapiegruppe einzuplanen. Eine tragfähige Gruppengröße ergibt sich für Kleingruppen bereits ab fünf Patienten. Die Gruppengröße sollte Interaktionsprozesse zwischen allen Teilnehmern ermöglichen und somit weder erzwingen (wie bei zu kleinen Gruppen) noch unterdrücken (wie bei zu großen Teilnehmerzahlen). Erfahrungsgemäß schwanken im Verlauf die Teilnehmerzahlen pro Gruppensitzung. Eine wiederholte oder nicht zuvor seitens des Patienten kommunizierte Nichtteilnahme an einer Sitzung sollte Anlass sein, mit dem Patienten das Gespräch (eventuell telefonisch) zu suchen und Hinderungsgründe, psychosoziale Belastungen oder Probleme mit Inhalten oder Prozessen in der Gruppe zu explorieren.

Zum Format: Die Stabilität der Gruppe hängt unter anderem vom Grad ihrer Offenheit für Neumitglieder ab. Wir bevorzugen derzeit ein geschlossenes Gruppenformat, um die Stabilität der Gruppe über den Therapiezeitraum zu begünstigen. Unsere Leserinnen und Leser sollen sich an dieser Stelle aber nicht entmutigen lassen, unter bestimmten institutionellen Anforderungen (z. B. in Kliniken, Institutsambulanzen) auch halboffene Formate auszuprobieren und zu geeigneten Zeitpunkten neue Patienten in die Gruppe zu integrieren. Lediglich ein gänzlich offenes Format sehen wir als nicht kompatibel mit den von uns eingesetzten Prozessen individueller Zielfindung und Projektumsetzung an. Für halboffene Gruppen lässt sich aus der bereits benannten Literatur die »Faustregel« entnehmen, dass nicht mehr als zwanzig Prozent der Teilnehmer auf einmal wechseln sollten. Bei der von uns vorgeschlagenen Gruppengröße wären das ein bis zwei Patienten zu geeigneten Übergangzeitpunkten.

Zur Anzahl, Dauer und Frequenz von Gruppensitzungen: Die Frage nach dem geeigneten Gruppenformat und Überlegungen zur Entwicklungs- und Umsetzungsdauer von Projekten führt unmittelbar zur Planung der Therapiedauer und Sitzungshäufigkeit. Unseren ersten Gruppendurchgang planten wir mit 25 Sitzungen, in 14-tägigem Abstand und zu jeweils 90 Minuten pro Sitzung. Sehen Sie sich deutlich von uns darin ermutigt, zu diesen quantitativen Fragen ein eigenes Modell und Tempo zu entwickeln.

Da die Teilnehmer jeweils zwischen den Sitzungen an Projekten oder Projektideen arbeiten, erwies sich der 14-tägige Rhythmus aus Teilnehmersicht als sinnvoll. Die organisatorischen Fragen sollten mit den Teilnehmern zum einen im vorbereitenden Einzelgespräch und zum anderen nochmals wiederholt während des ersten Gruppentreffens geklärt werden. Wir gehen dabei folgendermaßen vor: Den Gruppenzeitraum von etwa einem Jahr, 90- bis 100-minütige Sitzungen und eine mindestens 14-tägige Sitzungsfrequenz geben wir als Entscheidungsgrundlage vor. Die Gruppenteilnehmer können dann z. B. Urlaubszeiten gemeinsam festlegen und mit Ihnen gemeinsam einen Kalender anfertigen. Bewährt hat es sich, zu Beginn einen einfachen Jahreskalender im DIN-A4-Format auszudrucken, die Sitzungszeiträume verbindlich mit der neu entstehenden Gruppe zu vereinbaren und jedem Teilnehmer auszuhändigen. Sprechen Sie gemeinsam das Vorgehen bei Sitzungsausfall z. B. aufgrund einer Erkrankung Ihrerseits ab. Wir empfehlen, beim vereinbarten Kalender zu bleiben und ausgefallene Sitzungen nach hinten zu verlagern. Denken Sie bitte auch an einen wohlverdienten Urlaubszeitraum für sich selbst. Vereinbaren Sie Regelungen dafür, wie oft Teilnehmer der Gruppe fernbleiben dürfen.

Probatorische Sitzung: Wir haben mit einer probatorischen Sitzung im Gruppenformat gute Erfahrungen gemacht. Eine Probesitzung kann potenziellen Teilnehmern den Weg in die Gruppenpsychotherapie erleichtern. Eine Probesitzung erleichtert auch den Ausstieg bei zuvor übersehener Nichtpassung für die Beteiligten. Dass in einem solchen Fall ein alternatives Behandlungsangebot unterbreitet werden sollte, steht außer Frage. Die problematische Erfahrung, dass Gruppenteilnehmer eine Gruppentherapie vor Beendigung verlassen, machen die meisten Behandelnden während ihrer beruflichen Tätigkeit. Eine Probatorik zu Beginn könnte den Grad an Verbindlichkeit mutmaßlich sogar erhöhen. Sollten Sie die Nachteile von Probesitzungen größer als die von mir beschriebenen Vorteile einstufen, dann entscheiden Sie sich selbstredend klar gegen eine solche Probesitzung.

Kombinationsmöglichkeiten mit Einzelsitzungen: Neben den angesprochenen Vorgesprächen im Einzelsetting empfehlen wir, Ihren Patienten als zusätzliches Angebot bedarfsweise Einzelgespräche über den Gruppentherapiezeitraum zu unterbreiten. Nach unserer Erfahrung führt dieses Zusatzangebot gerade nicht zu einer Mehrbelastung in Ihrem Terminkalender, sondern wird nur selten in Anspruch genommen. Wichtig an diesem Vorgehen erscheint uns die Entlastungsfunktion gleich zu Beginn der Gruppenbehandlung für die sich gegenseitig noch unvertrauten Patienten. Sie können sich in Krisenfällen auf eine Vertrauensperson beziehen, und es entlastet das Gruppenverfahren von einer vermeintlichen Konkurrenz zu Einzelverfahren oder eventuellen gruppendynamisch geschuldeten Konkurrenzen um die Aufmerksamkeit des Behandelnden. Eine wichtige Funktion erhalten Einzelsitzungen, wenn ein Patient gehäuft fernbleibt oder erkennbare Schwierigkeiten mit dem Gruppensetting oder bestimmten Themen in der Gruppe zeigt. In solchen Fällen ist ein zielgerichtetes

Angebot für ein Einzelgespräch an den jeweils betroffenen Patienten aus unserer Sicht sinnvoll.

Therapiematerialien: Die Gruppentherapie profitiert nach unserer Erfahrung auch von einer Strukturierung mittels Therapiematerialien. Wir schlagen Ihnen folgendes Vorgehen hierzu vor: Im Anhang dieses Buches finden Sie Formulierungs- und Gestaltungsvorschläge für eine von uns als »Logbuch« (⤓, siehe S. 106) bezeichnete Materialiensammlung. Neben einer allgemein verständlichen Einführung in die Arbeitsweise enthält es Strukturierungshilfen, Möglichkeiten für Notizen, Raum für Materialsammlungen und Anleitungen für Übungen zu Hause. Der zuvor angesprochene Terminkalender kann darin ebenso seinen Platz finden. Es bietet sich somit an, jedem Teilnehmer, der sich verbindlich zur Gruppentherapie entschließt, ein Exemplar des Logbuchs z. B. als Schnellhefter auszuhändigen und im Verlauf des Therapiezeitraums mit Materialien zu füllen.

Die Rolle des Therapeuten oder der Therapeutin

STEFFEN BARTHOLOMES: Spezifische empirische Studien zum komplexen Wirkungsgefüge in Gruppenpsychotherapien, in denen das Verhalten von Gruppenleitern zentral thematisiert wird, stellen eine Rarität dar (vgl. MARWITZ 2016). Für den uns hier speziell interessierenden Kontext einer geschlechtersensiblen Psychotherapie sind derartige Studien derzeit nicht verfügbar. Gleichwohl können wir für die Anwender unseres Ansatzes einige der wenigen Befunde und eigene Erfahrungswerte in diesem Zusammenhang reflektieren. Wir halten dies für wichtig, da sich aus einem inhaltlich weitgehend offenen Format für therapeutische Stile und Verhaltensweisen mehr Umsetzungsgrade und damit potenziell Wirkungsgrade (oder Unwirksamkeits- bis hin zu Schadensgraden) ergeben als in höher standardisierten und auf therapeutische »Adhärenz« ausgelegten Programmen. Gerade dann, wenn die individuell bevorzugten Stile, Schwerpunktsetzungen und damit durchaus auch Vorlieben eines Therapeuten oder einer Therapeutin stärker zum Tragen kommen, sind (selbst-)kritische Reflexionen sowie Inter- oder Supervisionsprozesse besonders relevant.

In seinem Standardwerk zur verhaltenstherapeutischen Gruppentherapie, an dem wir uns hier gern orientieren, verweist Markus MARWITZ (2016,

S. 79 ff.) auf die grundlegende Studie von Lieberman, Yalom und Miles aus dem Jahr 1973 als »Meilensteinstudie«. Die damalige Befundlage wird von diesem Autor aus einer anwendungsorientierten verhaltenstherapeutischen Perspektive diskutiert. Demnach ließen sich vier Verhaltensstile von Therapeutinnen und Therapeuten unterscheiden.

Die vier Dimensionen des Therapeutenverhaltens in Gruppen (nach Marwitz 2016)

Emotionale Stimulation: Therapeutinnen und Therapeuten wirken als »Herausforderer« auf Patienten ein – sie stimulieren, »energetisieren« und fördern den Emotionsausdruck. Optimal sei eine moderate Ausprägung dieses Stils.

Fürsorge: Therapeutinnen und Therapeuten treten als »Beschützer« auf und bieten eine wohlwollend-schützende Begleitung über den Therapiezeitraum an. Sie ermutigen und zeigen Anteilnahme. Optimal sei eine hohe Ausprägung.

Bedeutungszuweisung: Therapeutinnen und Therapeuten unterstützen auf der Ebene eines verbesserten Selbstverständnisses, helfen, Klärungsprozesse zu strukturieren, und fördern sinnstiftende sowie werteklärende Prozesse. Optimal sei eine hohe Ausprägung.

Exekutive Funktionen: Therapeutinnen und Therapeuten haben »Managerfunktionen, sie arbeiten direktiv, strukturierend, aktiv steuernd. Optimal sei eine moderate Ausprägung.

GEORG SCHOMERUS: Wenn ich mir diese Stile im konkreten Fall vorstelle, fallen mir auch Situationen ein, die als typisch »mütterliche« oder »väterliche« Formen von Beziehungsangeboten gelten könnten.

STEFFEN BARTHOLOMES: Daran dachte ich bei der Recherche auch. Es bietet sich förmlich an, hinter einem »energetisierenden Herausforderer« ein »väterliches« oder hinter »der wohlwollenden Begleitung« ein »mütterliches« Prinzip zu erkennen. Ähnlichkeiten lassen sich auch zu noch heutzutage sehr verbreiteten sozialpsychologischen Beschreibungen von Führungsstilen ziehen: »Consideration« und »Initiation of structure« bzw. Aufgaben- und Mitarbeiterorientierung. Ich betrachte das als Hinweis, dass die etwas in die Jahre gekommene Befundlage zu Dimensionen des Verhaltens von Gruppentherapeuten und damit Gruppenleitern noch immer brauchbare Heuristiken bereithält.

Dass wir bei der Beschäftigung mit Gruppen und deren Leitung auf basale und sogar mit familiären oder elterlichen Stilen assoziierbare

Beziehungsschemata stoßen, dürfte Psychotherapeuten nicht weiter verwundern. Inwieweit diese Schemata durch soziale Prägungen im Wechselspiel mit (kindlichen und elterlichen) Bedürfnislagen entstehen, lässt sich an dieser Stelle nicht intensiver besprechen. Interessant für Anwender erscheint uns aber die praktisch sehr relevante Problemstellung einer differenzierten Anwendung der Funktionen innerhalb eines Gruppendurchgangs. Für die konkrete Anwendung steht somit die Frage im Raum, ob ein Gruppenleiter seinen Patienten mehrere dieser genannten Dimensionen anbieten kann. Wir orientieren uns hierzu auch an aktuellen Befunden zu allgemeinen Wirkfaktoren und kontextuellen Bedingungen von Psychotherapie. So zeigten Bruce E. Wampold und Kollegen (2018) auf, dass eine durch Zielklarheit strukturierte, fokussierte Behandlung durch Therapeutinnen und Therapeuten, die ihre Patienten zugleich wohlwollend begleiten, eine hohe Effektstärke entfalten kann. Die Adhärenz an ein Manual oder der Einsatz spezifischer Techniken hingegen tragen demnach relativ wenig zu einer insgesamt hohen bis sehr hohen Effektstärke gelungener Psychotherapie bei.

GEORG SCHOMERUS: Was können wir unseren Leserinnen und Lesern zur Frage nach der Vereinbarkeit von Stilen an dieser Stelle konkret empfehlen?

STEFFEN BARTHOLOMES: Co-Therapeuten! Und zwar nicht die »unbestellten« Co-Therapeuten-Patienten, sondern z. B. Pflegekräfte, Praktikanten, Therapeutinnen und Therapeuten in Ausbildung oder – als echter Luxus – andere Psychotherapeuten. Immer dann, wenn dies möglich ist, sollten Sie diese Option für sich und Ihre Patienten nutzen. Wir haben sowohl mit weiblichen wie männlichen Co-Therapeuten arbeiten dürfen und können dieses Vorgehen unbedingt empfehlen! Patienten können keine Co-Therapeuten sein. Wie angesprochen, kann es vorkommen, dass einzelne Patienten eine »Co-Therapeutenrolle« informell anstreben und damit möglicherweise komplementär auf Ihren therapeutischen Stil zu reagieren versuchen. Derartige Prozesse unterstreichen die Relevanz von legitimierten Co-Therapeuten. Sollte diese Option nicht zur Verfügung stehen, dann sind Sie noch einmal stärker herausgefordert, Ihre therapeutischen Stile zu flexibilisieren.

Einige Bemerkungen zum Behandlungsfokus: Die psychotherapeutische Einwirkung auf Patienten ist am Behandlungsauftrag der Patienten auszurichten. Somit kommt einem individuellen »informed consent« in einem Gruppensetting die gleiche Bedeutung zu wie im Einzelkontakt. Etwaige Mehrheiten in einer Gruppe zu einem Therapiethema stellen keine

Legitimation dar, auf Teilnehmer einzuwirken, die ein Thema für sich nicht intensivieren wollen. Da wir häufig Patienten mit Komorbiditäten behandeln und sich dies oftmals in Persönlichkeitsakzenten und -störungen niederschlägt, wollen wir hier auf die Notwendigkeit eines Behandlungsauftrages durch Patienten mit Nachdruck aufmerksam machen.

Um die typischen Bedürfnis- und Beziehungsregulationsmuster unterschiedlicher Persönlichkeitsstörungen zu bearbeiten, kann ein Gruppensetting wiederum sehr hilfreich sein, zumal das hier vorliegende Behandlungsangebot einen Schwerpunkt gerade auf die Bedürfnisregulation legt. Damit werden Anlässe, persönlichkeitsassoziierte dysfunktionale Muster durch oder in der Gruppe zu thematisieren, auftauchen – sich manchmal sogar aufdrängen. Wir schlagen in solchen Fällen weiterhin einen ressourcenorientierten Zugang vor. Wir versuchen, eine unvorbereitete Konfrontation des Patienten mit seinen Mustern in der Gruppe zu vermeiden.

Einige Bemerkungen zur Gruppendynamik: Sollten Teilnehmer auf Persönlichkeits- und Beziehungsmuster im Rahmen der Gruppendynamik miteinander reagieren, dann treffen wir Absprachen mit den Beteiligten und bitten um die Erlaubnis, die zugrunde liegenden Prozesse in der Gruppe zu bearbeiten. Wir vertreten den Standpunkt, dass sich aus einer Psychotherapie kein Erziehungsauftrag ableitet! Als Therapeuten sehen wir uns bereits aus Gründen der Verantwortung für unsere Patienten verpflichtet, uns nicht in die Dynamik einer Gruppe zu integrieren. Wir müssen vielleicht Freundschaftsanliegen oder Parteinahmen souverän begrenzen und sollten uns auch nicht auf die Ebene der »Kumpelhaftigkeit« zurückziehen. Therapeutinnen und Therapeuten haben die Funktion, sich für ihre Patienten durch den Therapieprozess überflüssig zu machen.

Ein Freund oder Kumpel spielt eine gänzlich andere Rolle im Leben der Patienten. Wir gehen davon aus, dass unsere Leserinnen und Leser die sozialpsychologischen Grundlagen von Gruppendynamiken aus ihrem Studium und ihrer Fachkundeausbildung kennen. Das bereits mehrfach zitierte Buch von Marwitz bietet hierzu ebenfalls ein gute »Auffrischung« an. Wir teilen die dort vertretene Position, inhaltlich fokussiert vorzugehen und die Therapie für Patienten nachvollziehbar zu strukturieren. Dies trägt erheblich zur Reduktion dysfunktionaler Prozesse bei und setzt ressourcenorientierte gruppendynamische Prozesse in Gang.

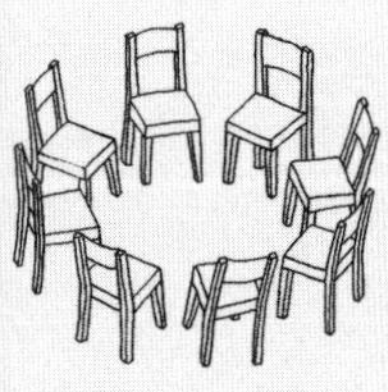

Gruppenregeln: Zur Strukturierung und Sicherheit verwenden wir Gruppenregeln. Wir empfehlen, sich auf wenige grundlegende Regeln zu konzentrieren. Im folgenden Kapitel machen wir hierzu Vorschläge.

Diskussion

Nun ist es wieder an der Zeit, unsere Gegenleser dazuzuholen. Wie haben sie die Arena empfunden? Auf was sollte bei der Zusammensetzung der Gruppe geachtet werden?

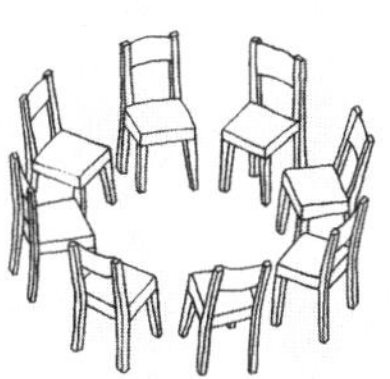

Im letzten Abschnitt haben wir unseren Leserinnen und Lesern einige Hinweise zur Vorbereitung der Gruppentherapie und Gruppensitzungen gegeben. Worauf sollten Gruppentherapeutinnen und -therapeuten, die unseren Ansatz übernehmen wollen, Ihrer Erfahrung nach bei der Vorbereitung besonders achten?

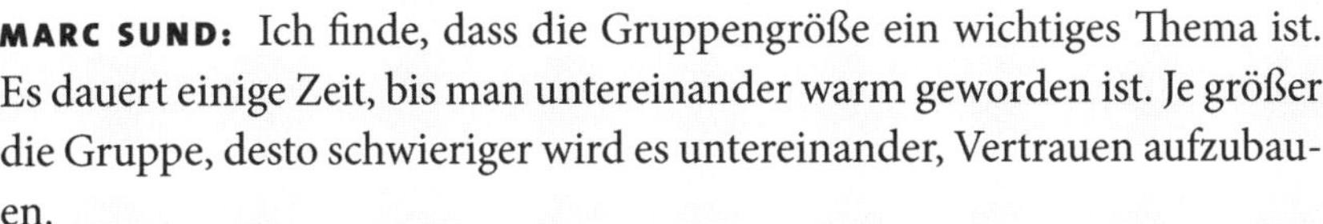

MARC SUND: Ich finde, dass die Gruppengröße ein wichtiges Thema ist. Es dauert einige Zeit, bis man untereinander warm geworden ist. Je größer die Gruppe, desto schwieriger wird es untereinander, Vertrauen aufzubauen.

TIMM PAULS: Für mich war es zwar wichtig, dass die Sitzungen vorbereitet waren. Aber auf der anderen Seite war es auch gut, wenn mal vom Plan abgewichen wurde. Wenn sich ein Thema spontan aufdrängte oder jemand ziemlich belastet war. Einige hatten z. B. Konflikte zu Hause oder wir hatten als Gruppe untereinander etwas auszudiskutieren. Ich denke mal, eine »elastische Form« für die Sitzungen ist ganz wichtig.

THORWALD MERKER: Ich fand die Planung zu Beginn sehr wichtig. Mit Kalender, Urlaubszeiten und solchen Dingen. Auch Regeln zum Thema Abwesenheit und zum Umgang untereinander waren wichtig. Mir ist aber beim Lesen noch aufgefallen, dass eine Frage im Text nicht klar beantwortet wurde. Als es um den Therapeuten und seine Rolle ging.

Über die Rolle des Therapeuten entwickelte sich eine lebhafte Diskussion zwischen unseren Gästen, aus der wir die eben formulierte Empfehlung für einen Co-Therapeuten oder eine Co-Therapeutin ableiteten und ergänzten.

Durchführung – Module für die Praxis

In diesem Kapitel werden die einzelnen Praxismodule skizziert. Wir stellen diese als »Startmodul«, zwei Hauptmodule zu Projekten und Bedürfniswahrnehmung und einem »Abschlussmodul« vor. Verstehen Sie die Beschreibungen, Abläufe und Übungen jeweils als Vorschläge! Die inhaltliche Offenheit des Ansatzes ermöglicht den Gruppenleitenden, anhand von Teilnehmerinteressen Schwerpunkte zu setzen und vertiefende oder zusätzliche Themen aufzunehmen.
Einzelne hier dargestellte Übungen basieren auf etablierten und neueren Ansätzen in der psychotherapeutischen Depressionsbehandlung. Ein Schwerpunkt liegt auf Verfahren, die auch störungsübergreifend einsetzbar sind. Zielsetzungen und ressourcenorientierte Bedürfnisaktualisierung bilden für die Behandlung einer Vielzahl psychischer Störungsbilder und komorbider Erkrankungen relevante Grundlagen (Grawe, Grawe-Gerber 1999). Wir haben geschlechtersensible Anpassungen für das Gruppensetting vorgenommen. Einen deutlich größeren Raum als hier in der Darstellung der Module abgebildet, nehmen in der Regel Gruppengespräche ein. Wir schlagen Ihnen dazu vor, diese Gespräche anhand der Modulthemen zu strukturieren und thematisch zu fokussieren.
Die Darstellung einzelner kombinierbarer Übungen und Verfahren innerhalb der Therapiemodule (Abb. 2) erzeugt bei Ihnen während des Lesens möglicherweise den Eindruck einer feststehenden Struktur. Dies ist jedoch dem sequenziellen Darstellungsmodus in einem Text geschuldet. Insbesondere für das Hauptmodul A, mit dem die Teilnehmerprojekte angeregt, begleitet und ausgewertet werden sollen, möchten wir Ihnen empfehlen, einen kleinen »Drahtseilakt« aus entlastenden, spielerischen und dennoch verbindlichen, strukturierenden Vorgehensweisen zu versuchen. Das Ziel eines jeden Moduls ist es, stets sehr viel mehr Neugier zu wecken und zu aktivieren, statt Aufgaben abzuarbeiten.
Unser ressourcenaktivierendes Vorgehen beschreibt immer auch eine Grenzlinie: Es sollten so viele positive Emotionen geweckt werden, wie es mit einem problemorientierten Vorgehen gerade noch vereinbar ist (vgl. Grawe 1998). Die flexible Kombination verschiedener Modulthemen kann hierbei sehr behilflich sein.

ABBILDUNG 2 Überblick über die kombinierbaren Therapiemodule

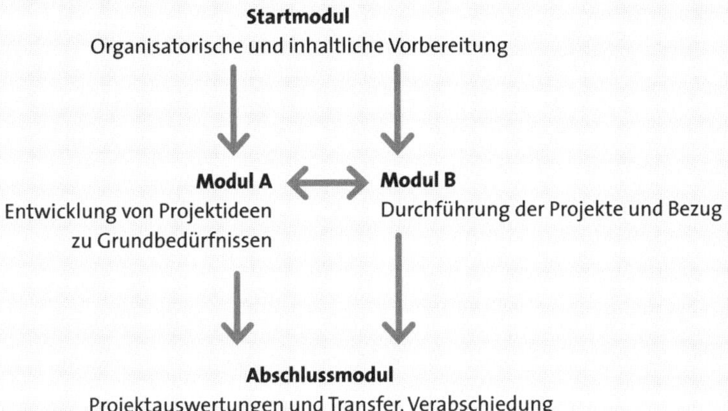

Das Startmodul bereitet die Teilnehmer organisatorisch und inhaltlich vor. Es lassen sich zudem Eingangsmessungen durchführen und Teilnehmerinteressen explorieren. Für die inhaltliche Vorbereitung ist eine frühzeitige Verknüpfung des aktivierenden Projektansatzes mit der klärungsorientierten Bedürfnisperspektive vorgesehen.

Mit dem Modul A liegt der Schwerpunkt auf der Entwicklung von Annäherungszielen und Projektideen. Im Therapieverlauf wird dieses Modul ganz im Sinne seiner Funktion als »roter Faden« wiederholt aufgegriffen. Teil A1 dient der Entwicklung persönlicher Projekte. Im Verlauf der Gruppentherapie widmet sich der Modulteil A2 den Projektverläufen.

Modul B unterstützt Sie dabei, die einzelnen Teilnehmerprojekte auf allgemeine psychologische Grundbedürfnisse zu beziehen und die Gesprächsfäden in der Gruppe auf die Veränderung interner Regulationsprozesse zulaufen zu lassen. Mit dem Vorhaben, eigene Projekte zu entwickeln, sie im Therapieverlauf in Angriff zu nehmen oder sich eine Zeit lang unentschlossen zu erleben, entstehen therapeutisch nutzbare und in der Gruppe thematisierbare Anlässe der Emotions- und Bedürfnisaktualisierung. Das Modul B bietet explizit auch den Raum für Problemberichte, Schwierigkeiten und ein verbessertes Verständnis der zugrunde liegenden emotionalen Prozesse.

Die inhaltliche Breite des Bedürfnisansatzes ermöglicht es, Erfahrungen in der Therapie und in Auseinandersetzung mit den Projekten auf Stationen im Lebenslauf, aktuelle affektive Probleme, Stresscopingmechanismen und Konfliktlinien zu beziehen. Für die Durchführung der beiden Hauptmodule bietet sich ein hohes Maß an inhaltlichen Inputs an. Die Entwicklung von Annäherungszielen (Projekte) in Wechselwirkung mit einem verbesserten Bedürfniszugang sollte mit einer Betrachtung von Vermeidungszielen und deren Funktion für die Bedürfnisregulation kombiniert werden. Der Einsatz der Modulthemen dient somit gleichzeitig einem verbesserten Verständnis von Problemen und unterstützt dabei, diese zur Sprache zu bringen. Entsprechende Schwerpunktsetzungen pro Sitzung können beispielsweise durch die Initiative der Teilnehmer erfolgen. Für die Module A und B wird jeweils eine größere Anzahl an Sitzungen benötigt. Wir empfehlen, die Sitzungen auf beide Modulschwerpunkte gleichmäßig zu verteilen. Als Anwender entscheiden Sie über deren Abfolge und Integration.

Das Abschlussmodul dient dazu, die Projektarbeiten noch einmal Revue passieren zu lassen und einen Transfer der zugänglich gemachten Ressourcen in den Alltag anzustoßen. Es werden offen gebliebene Fragen geklärt und besprochen, was gut und nicht so gut gelaufen ist.

Zur Veranschaulichung stellen wir im Folgenden eine beispielhafte Sitzungsabfolge im Überblick dar.

Startmodul

Die ersten Sitzungen dienen – wie in jeder anderen Gruppentherapie – dem Kennenlernen untereinander, der Absprache organisatorischer Themen und basaler Gruppenregeln sowie einer inhaltlichen Vorbereitung. Eine erste kurze Vorstellungsrunde kann sich z. B. an der Frage orientieren, was Teilnehmer jeweils dazu motiviert hat, sich an »diesem Tag Zeit für diesen Termin« zu nehmen. Weitere Kurzrunden können Erwartungen, eventuelle Sorgen und schon vorhandene Interessen erkunden.

Die Absprache organisatorischer Themen gestalten wir wiederum direktiv, indem wir die im vorherigen Kapitel angesprochene Sitzungsfrequenz, Dauer und Anzahl der Treffen vorgeben. Mit der Gruppe diskutieren wir den Umgang mit Fehlzeiten und planen die Urlaubszeiten.

Fundamentale Gruppenregeln werden von uns ebenfalls vorgegeben: Schweigepflicht nach außen, ein respektvoller Umgang untereinander, Rederecht für alle in der Gruppe. Wir betonen anschließend den Grundsatz: Sorgen Sie für sich! Dieser gilt sowohl für ganz triviale Fragen wie die nach mehr »Sauerstoff« im Verlauf einer Sitzung als auch für Fragen danach, ob ein Teilnehmer in einer Sitzung etwas ansprechen möchte oder lieber nicht. Über die Ausgestaltung dieses Grundsatzes spannt sich bereits eine erste Gruppendiskussion zu Gestaltungsmöglichkeiten der Treffen auf – ein wiederkehrendes Thema an dieser Stelle war bei uns z. B. die Frage nach einer »Kaffeekasse«.

Eine zentrale Anforderung an die Gestaltung der ersten ein bis zwei Gruppensitzungen ist die inhaltliche Vorbereitung der Teilnehmer. Wir empfehlen, deutlich darauf einzugehen, dass inhaltliche Ebene (verbesserter Bedürfniszugang) und Prozessebene (Teilnehmerprojekte) ineinander verstrickt sind. Aus diesem Grund werden in der Therapie persönlich relevante Projekte entwickelt, die als ein »roter Faden« durch den Therapiezeitraum wirken. Entlang der Erlebnisse während der Ideenfindung und Durchführung der Projekte ergeben sich Möglichkeiten in der Gruppe, über Bedürfnisse, Gefühle, Gedanken und Verhaltensweisen ins Gespräch zu kommen.

Grundsatz und Ausrichtung des Gruppenangebots

In den Sitzungen gilt der Grundsatz: Sorgen Sie für sich!

Nichts, was in der Gruppe besprochen wird, wird nach außen getragen. Die Teilnehmer gehen respektvoll miteinander um; jeder in der Gruppe hat das Recht, Themen anzusprechen und seine Meinungen kundzutun.

Das Angebot ist speziell auf Männer mit einer Depressionsdiagnose ausgerichtet.

Patienten profitieren von einem verbesserten Bedürfniszugang und Aktivitäten, die an eigenen Bedürfnissen ausgerichtet sind.

Wir haben gute Erfahrungen damit gemacht, auf die Verstrickung der zentralen Elemente in der Therapie wiederholt im Verlauf der einzelnen Treffen hinzuweisen. Innerhalb der ersten Sitzungen sollten Interessenlagen der Teilnehmer erfragt und daran weitere inhaltliche Schwerpunktsetzungen verbindlich vorgenommen werden.

Hauptmodul A

Modul A1: Persönliche Projekte anregen

In diesem Modul ist vor allem eines zu beachten: Eine faire Selbstbewertung korreliert mit dem Setzen realistisch erreichbarer und konkreter Ziele im Alltag. Hingegen sind depressionstypische affektiv-kognitive Symptome, die mit Grübeln (Ruminationsprozessen) und dem Gefühl, wertlos zu sein, (Insuffizienzgefühlen) einhergehen, mit perfektionistischen Zielen, unfairen Selbstbewertungen und abstrakten Bedeutungszuweisungen verbunden (vgl. WATKINS 2008). Vermeidungs- und Rückzugsverhalten verfestigt eine Negativspirale aus Kontrollverlusterleben, Kompetenzverlust und einem Mangel an (euthymen) Aktivitäten im Alltag, die der Seele guttun.
Mit dem Formulieren individueller Projektziele trainieren wir einen angemessenen Verarbeitungsstil, zielen auf erfahrungsbezogene und verhaltensbezogene Bewertungsprozesse ab und fördern das Aktivitätsniveau der Patienten. Dabei ist es aus unserer Sicht von Beginn an bedeutsam, einen verständnisvollen und zugleich offenen Umgang mit Ängsten vor Fehlern und Scheitern ressourcenorientiert zu initiieren. Zum einen gehen wir hiermit wahrscheinlich auf aktuelle Affektlagen zu Beginn der Gruppentherapie ein und verhindern durch den therapeutisch begleiteten und geleiteten (!) Erfahrungsaustausch eine Situation, in der sich Teilnehmer durch Leistungs- oder Gruppendruck überfordert erleben. Zum anderen greifen wir eine zentrale Prozesskomponente bei der Aufrechterhaltung von Depressionssymptomen auf. Der ressourcenorientierte Blick auf Fehler und Scheitern geht vom notwendigen Risiko vor jeder Lebenserfahrung aus und würdigt den jeweiligen Mut, sich auf Chancen und Risiken eingelassen zu haben.
Würdigen Sie den Mut, sich für die Gruppenbehandlung entschieden zu haben. Heute hier zusammenzusitzen und gemeinsam Chancen auf neue Erfahrungen zu nutzen. Von Beginn an werden die im vorigen Kapitel reflektierten strukturierenden sowie wohlwollend begleitenden Aspekte des Therapeutenverhaltens notwendig. Als methodischen Einstieg in das Modul schlagen wir eine moderierte Gruppendiskussion zum Thema »Wer hat (schon keine) Angst vor Fehlern?« vor. Diese lässt sich anschließend mit einer ersten Übung kombinieren, innerhalb derer depressionstypische globale und unfaire Selbstbewertungen bei auftretenden Problemen mit konkreten fairen Auswertungen auf der Verhaltensebene kontrastiert werden.

Nachdem sich die Gruppenteilnehmer auf eine (individuell) erhöhte Risikobereitschaft als Zielgröße für die Gruppentherapie verständigt haben, werden Gemeinsamkeiten und Unterschiede zwischen Lebensträumen und konkreten Zielen besprochen. Eine Imaginationsübung (siehe Logbuch S. 106), weitere Gruppengespräche zu Vermeidungs- und Annäherungszielen und eine Aufstellung von diesen sowie Beispielprojekte stimmen die Teilnehmer auf die anschließende selbstständige Arbeit mit der sogenannten Projektmaschine (Abb. 3) ein. Die Projektmaschine stellt ein Ablaufschema dar, anhand dessen die Gruppenteilnehmer zunächst an Beispielprojekten in der Gruppe zentrale Elemente therapeutisch nutzbarer persönlicher Projekte kennenlernen. Die Bewertung der Projekte erfolgt anhand der Vorgaben: konkret, individuell erreichbar und motivierend anspruchsvoll. Im weiteren Verlauf dient die Projektmaschine der eigenständigen Formulierung und Überprüfung von Projektideen. Hat ein Teilnehmer ein Projekt formuliert, diskutiert die Gruppe mit ihm die Durchführbarkeit und der Teilnehmer erläutert, wieso das Projekt für ihn persönlich bedeutsam ist. Anschließend kann eine Zielvereinbarung schriftlich fixiert werden.
Wichtig bei der Integration des »roten Fadens« ist es, diesen durchaus »elastisch« zu handhaben: Die Projekte sollen im Verlauf der Behandlung Möglichkeitsräume für den Einsatz und die Entwicklung von Ressourcen, neuen Handlungsoptionen und Perspektiven geben und dabei den Verlauf dieser Prozesse nicht einschnüren oder Problemperspektiven unterbinden. Wir haben die gute Erfahrung gemacht, dass Teilnehmer Zeit benötigen und sich ausreichend Zeit nehmen sollten, eigene Ideen zu entwickeln. Lassen Sie sich als Therapeutin oder Therapeut auf diesen Prozess ein. Sie können darauf vertrauen, dass Ihre Patienten unter Zuhilfenahme der Inputs in Form von aktivierenden Übungen, Wohlwollen und Geduld aktiv werden und dass die Gruppe den Prozess trägt.
Für die Initialisierung, Begleitung und Auswertung der Projekte ist für Sie als behandelnde Person eine Unterscheidung zwischen der Inhaltsebene der einzelnen Projekte und den therapeutisch relevanten Prozessen und Potenzialen für diese Prozesse für die Depressionsbehandlung wichtig: Die in einer Gruppe erlebten Formen von Ressourcen- und Verhaltensaktivierung, die verbesserten Bedürfnis- und Affektzugänge, das Kontrollerleben und die Bearbeitung von Copingstrategien sind Prozessebenen, die unabhängig vom konkreten Projektinhalt funktionieren. Um es auf den Punkt zu bringen: Der Inhalt des Projektes ist für Sie zweitrangig (nicht mehr, aber auch nicht weniger!) –, solange einige der angesprochen Prozesse und

Potenziale in einem Projekt angelegt sind. Ein sehr überspitzt dargestelltes Negativbeispiel und seine anschließende Übertragung in einen aus unserer Sicht therapeutisch förderlicheren Modus sollen an dieser Stelle für Konkretisierung sorgen:

ABBILDUNG 3 Projektmaschine

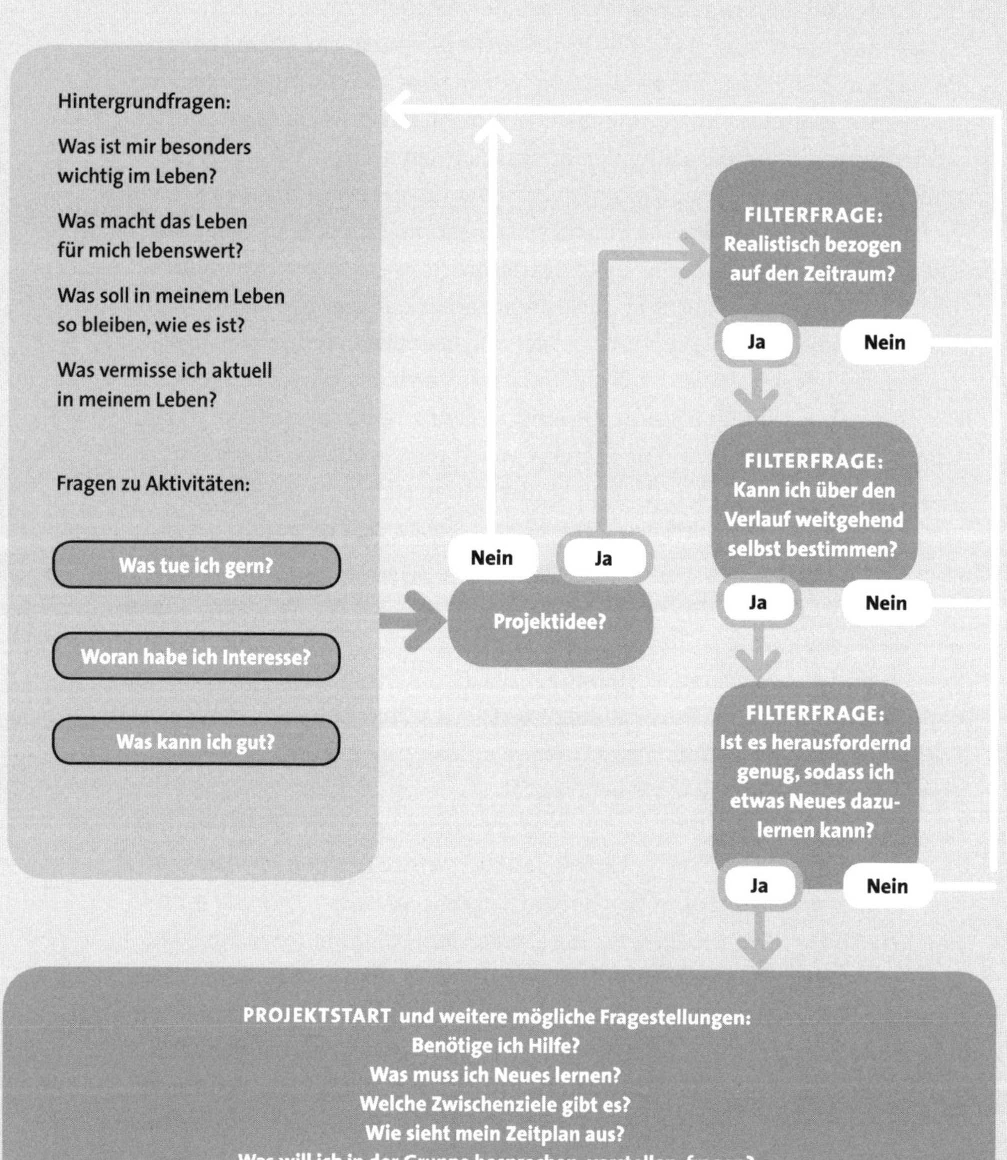

BEISPIEL Der 42-jährige Kai Wasser leidet an einer in Abständen immer wiederkehrenden Depression, an sozialen Ängsten und einer chronischen Schmerzerkrankung. Seit einem Jahr lebt er getrennt von seiner Lebenspartnerin und kümmert sich um die gemeinsame Tochter. Er hat lange überlegt, welches Projekt er im Rahmen der Sitzungen angehen möchte, dann kam ihm eine Idee: Er möchte eine Fischereiprüfung ablegen, da er gern Angler werden wolle.
Demotivierender Therapeut: »Denken Sie wirklich, dass es sich hierbei um ein herausforderndes Projekt handelt? Da Sie Abitur haben, dürfte eine Fischereiprüfung für Sie geistig nicht sonderlich herausfordernd sein. Außerdem erscheint mir Ihr Ziel, angeln zu gehen, nicht einmal auf der zwischenmenschlichen Ebene herausfordernd. Von ethischen Aspekten der Fischerei will ich gar nicht erst sprechen. Sie werden dann voraussichtlich an jedem Wochenende still an einem Gewässer sitzen und womöglich noch mehr Gelegenheiten zum Grübeln haben und sich auf ihre Schmerzen konzentrieren. Die Forschung zeigt uns aber seit Langem auf, dass Aktivierung anders geht: Sie müssen unter Leute und sich tatsächlich aktiver sportlich betätigen. Ich habe da sehr große Zweifel, dass Ihr Projekt zu einer nachhaltigen Verhaltensaktivierung in Ihrem Lebensalltag beitragen kann.«
Fördernder Therapeut: Ein fördernder Therapeut stellt allem voran Fragen, bewertet äußerst zurückhaltend und gibt Gruppenprozessen Raum: »Was macht dieses Vorhaben für Sie ganz persönlich relevant?« »Können Sie an Ihrem Projekt möglichst viel selbstständig umsetzen?« »Haben andere Teilnehmer mit der Prüfung schon Erfahrung?« »Welchen Zeitrahmen haben Sie sich für das Projekt gesetzt, wo würden Sie zum Ende unserer Treffen etwa stehen?« »Wie hoch schätzen denn die anderen in der Gruppe den Lernaufwand für die Fischereiprüfung ein?« »Für die Prüfung werden Sie also einiges Neues zu lernen haben, haben wir gerade gehört. Glauben Sie, darüber hinaus noch weitere Herausforderungen meistern zu müssen?« Kai gibt an, im Vorfeld der Prüfungen einen Vorbereitungskurs in einer Kleingruppe besuchen zu wollen. Aufgrund seiner vorhandenen sozialen Ängste stellt dies eine große Herausforderung für ihn dar. Im Therapieverlauf fragt er gezielt nach Übungen, die ihm helfen sollen, seine sozialen Ängste zu überwinden. Außerdem habe er sich überlegt, einem Angelverein beizutreten, um dort neue soziale Kontakte zu knüpfen. Die übrigen Therapieteilnehmer raten ihm dazu, einen Verein auszusuchen, der ein reges Vereinsleben aufweist. Zum Ende des Therapiezeitraumes hat der Patient über diese Aktivitäten freundschaftliche Kontakte zu einem

anderen alleinerziehenden Vater aufgenommen und unternimmt mit seinem neuen, sehr aktiven Verein regelmäßige Ausflüge und Arbeitseinsätze zur Gewässerpflege, was ihn motiviert, sein körperliches Schonverhalten immer mehr aufzugeben. ×

Für Modul A und seine Teile werden mehrere Sitzungen benötigt, über deren Abfolge und Integration die Anwender entscheiden. Ihre eigenen Ideen für das persönliche Projekt können die Teilnehmer auf Arbeitsblatt 2 skizzieren.
Wie könnte eine Sitzung zu Modul A1 nun konkret aussehen? Im Folgenden skizzieren wir mögliche Gruppendiskussionen und Gespräche. Auch hier gilt: Verstehen Sie unsere Ausführungen als Anregungen – und entwickeln Sie eigene Ideen und für die Teilnehmer Ihrer Gruppe passende Diskussionen.

Moderierte Gruppendiskussion: Wer hat (schon keine) Angst vor Fehlern?

Zielbotschaften: Wer Fehler macht oder seine Ziele und Lebenspläne gar gescheitert sieht, ist immer auch Risiken eingegangen. Wer keine Risiken eingeht, wird vielleicht weniger Fehler machen, aber auch nichts Neues dazulernen.
Input: »Um erfolgreich zu werden, musst du deine Fehlerquote verdoppeln!«
Formulierungsvorschlag für den Diskussionsstart: Dieses Zitat wird Thomas John Watson, Senior (1874–1956), dem Gründer des Unternehmens IBM zugeschrieben. Was von Thomas Watson bekannt ist, lässt sich einerseits als sehr erfolgreiches und andererseits in seinen Methoden fragwürdiges unternehmerisches Handeln darstellen. Ebenso herausfordernd wie eine Beurteilung seiner Leistungen stellt sich das Zitat bei näherem Hinsehen dar. Unabhängig davon, wem wir das Zitat zuschreiben, was halten Sie von seinem Inhalt? Könnte es also tatsächlich falsch sein, keine Fehler machen zu wollen?
Anregungen zum Diskussionsverlauf: Im Verlauf können Themen wie etwa erlittene persönliche Nachteile durch Fehler, Abwertungen durch andere, Selbstabwertungen, Schuldgefühle, Konkurrenzsituationen, Sanktionen in Schul- und Arbeitssystemen, Geschichten vom Scheitern sowie »allgemeine gesellschaftliche Bedingungen« Platz haben. Geben Sie diesen Themen

so viel Raum, wie unbedingt nötig. Halten Sie nicht dagegen! Niemand macht gern Fehler! Orientieren Sie jedoch den Verlauf der Diskussion schwerpunkthaft auf Fragen der fairen Bewertung: Scheitern Projekte oder Menschen? Sind Fehler auf der Ebene des Verhaltens angesiedelt oder auf der Ebene der Persönlichkeit? Gehen Sie hierzu auf konkrete Schilderungen der Gruppenteilnehmer ein.

Regen Sie aktiv zu dem entlastenden Standpunkt an, dass Lebensträume, Ziele und Projekte selbstredend auch scheitern können. Ein menschliches Leben aber – seine Existenz – scheitert nicht. Diskutieren Sie an konkreten Beispielen. Verweisen Sie z. B. auf einen neueren Trend in Deutschland, die sogenannten FuckUp-Nights: Gründerinnen und Gründer von Start-up-Unternehmen kommen in nahezu allen größeren Städten zusammen und stellen explizit gescheiterte Projekte vor, um voneinander zu lernen. Wir arbeiten mit den Teilnehmern heraus, dass eine faire Bewertung von Fehlern auf der Verhaltensebene und anderen veränderbaren Aspekten ansetzt. Fehler in der Person (ihrem Wesenskern, grundsätzlichen Eigenschaften) zu vermuten, stellt demnach einen maximal unfairen und zudem unlogischen Fehlschluss dar.

Denjenigen, die im Vorfeld politisch und gesellschaftskritisch argumentierten, können Sie nun deutlich entgegenkommen und betonen, dass unfaire Bewertungen von Menschen statt einer fairen Bewertung ihres Verhaltens ein jahrhundertealtes Machtinstrument sind. Es bietet sich insbesondere an, hervorzuheben, dass sich das therapeutische Vorgehen ausschließlich an der Fairnessregel ausrichtet: Es werden auch seitens des Therapeuten oder der Therapeutin nur veränderbare Aspekte thematisiert, d. h. Wahrnehmungen, Verhaltensweisen, Stimmungen, Gedanken, Situationen und andere Zielzustände. Binden Sie an dieser Stelle den roten Faden der Gruppentherapie ein: Die Projekte der Teilnehmer stellen demnach eine hervorragende Möglichkeit dar, wieder aktiv etwas für sich selbst zu tun – sich auszuprobieren und in der Gruppe etwas Neues zu lernen.

Formulierungsvorschlag für den Diskussionsfokus: Wenn wir schon immer wüssten, wie es »richtig« ginge, würden wir nichts lernen können: Wer Fehler rigoros vermeidet, vermeidet auch rigoros Lernprozesse. Leben, Zusammenleben und auch Arbeiten geht hingegen mit permanentem Ausprobieren und Lernen einher.

ÜBUNG: Fair Play – Stufe 1

Eine der wichtigsten Verhaltensweisen optimistischer Menschen und – wenn man es so ausdrückt – von Menschen mit Erfolgserlebnissen ist es, Fehler fair und offen anzusprechen und darauf zu bestehen, dass Dinge ausprobiert werden, auch wenn dabei Irrtümer offensichtlich werden und Fehler passieren. Stellen Sie sich an dieser Stelle einfach die Frage, wie Sie die wichtigsten Grundfertigkeiten einst wohl erlernt haben: Liefen Sie von Beginn an sicher auf Ihren zwei Beinen? Oder hat Ihnen das Zusammenspiel aus Hinfallen, Aufstehen und mutig Weiterlaufen – bis Sie wieder hinfielen – nicht erst dabei geholfen, Ihr Gleichgewichtssystem zu trainieren und somit immer trittsicherer zu werden? Machen Sie sich bewusst, welche herausragende Bedeutung das endlose Zusammenspiel aus Versuch, Irrtum, Probieren, Verbessern und erneutem Versuch für Ihre Entwicklung und Weiterentwicklung hat. Welche weiteren Entwicklungen, Erfahrungen und Lernprozesse können Sie unter diesem fairen Blickwinkel kurz beschreiben?

ÜBUNG: Fair Play – Stufe 2

Wenden Sie sich bewusst einem Alltagsfehler zu, den Sie zuletzt selbst gemacht haben. Vergleichen Sie Ihre Gedanken über sich und Ihren Fehler mit Gedanken, die Sie hätten, wenn einer anderen Person derselbe Fehler unterlaufen wäre. Wenden Sie die Fairnessregel auf sich selbst bezogen an! Zielen Sie in der Beschreibung des Fehlers auf Veränderbares. Beispiel: Ihnen fällt etwas auf den Boden. Statt sich zu beschimpfen, sagen Sie zu sich: »Heute bin ich unkonzentriert.« (Veränderungsmöglichkeiten: weniger vornehmen für einen Tag, ausreichend schlafen, Entspannungsübungen.) Machen Sie sich den Unterschied zwischen einer globalen Kritik an Ihrer Person und der fairen Beschreibung eines Fehlers klar. Bedenken Sie, was es für Ihre Stimmung und darüber hinaus für Ihr Selbstwertgefühl für weitreichende Konsequenzen hat, wenn Sie sich weiterhin als Person abwerten würden. Eine faire Fehlerbeschreibung nimmt Sie stattdessen weder aus der Verantwortung für Ihr Handeln noch macht es Sie mut- oder hoffnungslos. Fairness gegenüber sich selbst und anderen walten zu lassen, ermöglicht erst die Veränderung.

ÜBUNG: Fair Play – Stufe 3

Führen Sie innerhalb der nächsten zwei Wochen bewusst einen Fehler bei einer Alltagstätigkeit aus. Beispiele: Bauen Sie in ein Gespräch zweimal hintereinander denselben Versprecher ein. Begrüßen Sie eine Person mit dem falschen Namen. Versalzen Sie ein Gericht, das auch andere essen sollen. Schlagen Sie einen Nagel krumm ein. Warten Sie als Fußgänger (!) an einer Ampel, obwohl bereits »Grün« angezeigt wird, bis zur nächsten Grünphase, verzählen Sie sich an einer Supermarktkasse (und korrigieren Sie Ihren »Fehler« beim Bezahlen anschließend).

Übungsauswertung: Werten Sie mit bis zu drei Teilnehmern Alltagsfehler oder bewusst herbeigeführte Fehler aus (Übungsblatt Logbuch, S. 121). Gehen Sie auf Gedanken (inklusive Erwartungen), Gefühle und Verhaltensweisen ein, z. B. mittels des »ABC-Schemas«.

Das ABC-Modell (nach Ellis 1993)

A – Aktivierendes Ereignis (Widrigkeiten, Konflikte und Herausforderungen, hier: ich mache einen Fehler): *Ich begrüße meinen Kollegen mit falschem Namen.*

B – Bewertung (Gedanken und Überzeugungen): *Der Kollege denkt bestimmt, dass ich total inkompetent bin oder dass ich ihn nicht mag. Solche Fehler machen ja auch nur unvorbereitete, inkompetente Idioten. Einen solchen Fehler darf ich auf gar keinen Fall machen.*

C – Konsequenz (Gefühle und Verhalten): *Ich gerate unter hohe Anspannung bereits in alltäglichen Situationen. Ich fühle mich mies, wenn mir doch einmal ein Fehler unterlaufen sollte. Zunehmend vermeide ich spontane Gesprächssituationen und ziehe mich immer mehr zurück.*

Alternativ könnte ein ABC-Schema aber auch so aussehen:

A: *Ich begrüße meinen Kollegen mit falschem Namen.*

B: *Fehler passieren jedem Menschen. Ich bin immer ein wertvoller Mensch. Ob ich nun einen Fehler mache oder auch nicht, hat darauf keinen Einfluss.*

C: *Ich bitte mein Gegenüber freundlich um Nachsicht. Ich nehme meine freundliche Seite wahr. Ich kann mit anderen Menschen gut in Kontakt treten.*

Markieren Sie deutlich unfaire und faire Bewertungen. Unfaire Bewertungen zielen mit Negativaussagen auf die (eigene) Person, d. h. auf grundsätzliche und kaum bis gar nicht beeinflussbare Eigenschaften wie die Persönlichkeit ab. Faire Bewertungen zielen auf Veränderbares ab (Verhalten, Motivation, evtl. Situationen, Zeitpunkte). Arbeiten Sie heraus, dass auch anderen Personen unterstellte Gedanken (»Der denkt bestimmt, dass ich total inkompetent bin«) *eigene Gedanken* Ihrer Patienten und in den meisten Fällen lediglich »getarnte« Selbstbeschimpfungen sind. In diesen Fällen werden oftmals negative (frühe) Erfahrungen aktiviert. Diese sind aktuellen Situationen häufig nicht angemessen.

Übung zu Hause und in der Gruppe: Die Übungen weisen unterschiedliche Schwierigkeitsgrade auf. Es empfiehlt sich, eine Übung der Stufe 3 von allen Teilnehmern als Therapieübung zwischen den Sitzungsterminen einzufordern. Teilnehmer, die sich noch nicht an eine Übung auf dieser Stufe wagen wollen, können eine Übung der Stufe 1 oder 2 durchführen oder wiederholen. In der Folgesitzung sollte die Auswertung der Übungen erfolgen.

Gruppengespräch: Nützliches Denken

Input: Menschen verfügen über das wohl mächtigste Werkzeug, das die Natur jemals hervorgebracht hat: Denkprozesse. Wie bei jedem anderen Werkzeug auch, sollte sein Gebrauch sehr bewusst erfolgen. Wenn wir andere Werkzeuge benutzen, dann achten wir in der Regel auch darauf, wie wir sie verwenden. Es gibt sehr gute Gründe für die Annahme, dass unser Werkzeug »Denken« besonders dafür geeignet ist, Problemlösungen vorzubereiten. Nun ist es einem Hammer gleichgültig, ob er auf einem Nagelkopf landet oder auf einer Kniescheibe oder uns aus der Hand gleitet und auf die Füße fällt. Das Werkzeug »Denken« wirkt gleichermaßen auf alles ein, was wir ihm als Problem vorlegen, und versucht, eine Lösung vorzubereiten.

Ein für das Denken geeignetes Problem kann aber nur etwas sein, das veränderbare Aspekte enthält, damit wir darauf einwirken können: Bezogen auf unsere Umgebung und unsere Lebensumstände richtet sich der sinnvolle Gebrauch des Denkens an den von uns oder gemeinsam mit anderen beeinflussbaren Problembereichen aus. Bezogen auf uns selbst sind veränderbare Aspekte: Stimmungen, das Denken selbst (!) und Verhaltensweisen. Im Gegensatz dazu erzeugen wir uns Probleme, wenn wir unsere prinzipiellen Persönlichkeitseigenschaften oder unseren Wesenskern zum Problem erklären. Wir fühlen uns dann hilflos, weil wir nichts davon beeinflussen können, und glauben am Ende: Wir allein sind das Problem.

Nützliches Denken

Unser Denken ist ein wichtiges Werkzeug. Es kann jedoch nur dann nützlich eingesetzt werden, wenn es um veränderbare Aspekte geht. Bezogen auf uns selbst sind das:

- Stimmungen,
- das Denken selbst,
- Verhaltensweisen.

Manche setzen sich mit viel Energie und Ärger gegen andere Menschen zur Wehr – so, als ob wir zuerst anderen Menschen klarmachen müssten, dass wir nicht das Problem seien. Dabei sind die unangenehmen Zustände (Hilflosigkeit, Wut, Traurigkeit) von unserem Denken selbst erzeugt worden. Unsere Aufmerksamkeit ist also auf den richtigen Gebrauch des Werkzeugs »Denken« zu richten: Wir müssen darauf achten, dass uns das Denken nicht auf die Füße fällt, und wenn wir bemerkt haben, dass wir uns selbst angegriffen haben, dann sollten wir kurz darüber schmunzeln und das zu lösende Problem in Veränderbarkeiten (z. B. in Verhaltensweisen oder einer Stimmung) suchen. Drastisch formuliert: Wir können uns wie ein Idiot verhalten, ohne einer zu sein. Wir können uns traurig fühlen, ohne vom Schicksal bestrafte Versager zu sein. Und wir können uns stark verhalten, ohne stets und ständig der Starke sein zu müssen. Wir können uns fröhlich fühlen, ohne ein Glückspilz zu sein. Grübeln stellt einen Vorgang eskalierenden Denkens dar, bei dem wir versuchen, Probleme zu lösen, die sich durch Denken nicht lösen lassen, die sich vielleicht gar nicht durch uns lösen lassen, die möglicherweise nicht einmal ein Problem darstellen, da es nichts durch uns Veränderbares gibt. Das von uns aber stets beeinflussbare Problem ist das grüblerische Denken selbst.

Trainingsräume schaffen: Als Therapeutin oder Therapeut leiten Sie zu vielen Gelegenheiten an, eigenes Denken, Selbstgespräche und Bemerkungen (»Das war blöd von mir«, »Das hört sich jetzt bestimmt total blöd an«) daraufhin zu überprüfen, ob sich Patienten selbst zum Problem erklären oder auf veränderbare Aspekte abzielen. Ermuntern Sie dabei regelmäßig zur Reformulierung des (vermeintlichen) Problems. Zum Beispiel: »Was genau ging schief?« »Was wäre oder ist an der Situation veränderbar?« »Wie genau haben Sie sich verhalten?« »Welche Sorge haben Sie genau?«

ÜBUNG: Freundlich zu sich selbst sein

Fordern Sie die Teilnehmer dazu auf, ihre Denkprozesse zu beobachten: Lassen Sie zwei Wochen lang Notizen (z. B. mittels einer Notizfunktion auf dem Smartphone) zu unfairen Denkprozessen machen, die den Patienten in diesem Moment auf die Füße gefallen sind. Werten Sie diese Notizen kurz aus und stellen Sie zur Diskussion, was diese Menge von Selbstbeleidigungen für die eigene Stimmung bedeuten könnte. Diese Übung lässt sich auch als »Hochrechnung« durchführen, indem Sie einzelne Patienten über einen Sitzungsverlauf hinweg dabei beobachten, wie oft sie sich selbst beleidigt haben – rechnen Sie dies dann mit Erlaubnis der Betreffenden für einen

Tag, eine Woche oder einen Monat hoch. Kontrastieren Sie das z. B. mit der Frage, wie oft jemand zu sich selbst freundlich war.

GRUPPENÜBUNG: Imagination zur Projektentwicklung

Die im Logbuch enthaltene Imaginationsübung (siehe S. 110) erfordert etwas Stille im Raum und die Bereitschaft, Bilder, Gedanken und Stimmungen auftauchen und wirken zu lassen. Besonders empfehlenswert ist dabei die Haltung eines »wohlwollenden inneren Beobachters«. Die Übung lässt sich in der Gruppe durchführen und als Übung für zu Hause konzipieren.

Übungsauswertung in der Gruppe: Anhand von Leitfragen wie »Was haben Sie beobachtet?«, »Wie erging es Ihnen während der Übung?«, »Fühlten Sie sich wohl oder unwohl?«, »Was fiel Ihnen leichter, was schwerer?«, »Was genau beobachteten Sie?« wird der Auswertungsschwerpunkt auf konkrete Beschreibungen gelegt. Sollten Teilnehmer von sich aus Antworten auf die Fragen der Übungen nach eigenen Interessen, Fähigkeiten und Wünschen vorstellen, dann geben Sie diesen Ausführungen Raum. Betonen Sie gleichzeitig, dass es auch »völlig in Ordnung« ist, noch keine Antworten zu haben – auch Schwierigkeiten mit der Übung stellen wichtige Erfahrungen dar.

Gruppendiskussion: Wünsch dir was!

Zielbotschaften: Wir alle werden durch ein Set gesellschaftlicher, kultureller und familiärer Botschaften zum Verhältnis zwischen Anpassungen und Eigenständigkeit geprägt. Autoritäre Familien, Schulen und Gesellschaften prägen Menschen anders als freiheitliche. Vernachlässigende Eltern prägen anders als jene, die Sicherheit und Orientierung geben. Im Erwachsenenalter erfordert eine lang anhaltende soziale Unsicherheit andere Anpassungsleistungen (z. B. in Form von Einschränkungen) als »stabile Verhältnisse«. Für alle von uns haben sich im Lebensverlauf die Bezugssysteme radikal verändert. In jedem Lebenslauf lassen sich radikale Veränderungen entdecken: Die Einschulung konfrontiert vielleicht erstmals mit Leistungsbewertungen in einer Gruppe. Der Renteneintritt ist für viele auch ein problematischer plötzlicher Wegfall von äußeren Leistungskriterien. In der Jugendzeit werden Anpassungsleistungen des Kindes an seine Ursprungsfamilie hinterfragt und neue Verbindungen eingegangen. Partnerschaften und Elternrolle verlangen eine gegenüber dem Singleleben veränderte Lebensführung. Jede dieser Anpassungsleistungen hinterlässt in uns Spuren. Wer bei dem

Thema Anpassungsleistungen des Einzelnen auch an geteilte Erfahrungen auf der Gesellschaftsebene wie Globalisierung, Wiedervereinigung oder Digitalisierung denkt, liegt ebenfalls sehr richtig.
Sich in die jeweiligen Lebensbereiche und Beziehungen einzubringen, ohne den Zugang zu den eigenen Träumen, Wünschen und Zielen zu verlieren, stellt auch im Erwachsenenalter eine nie endende Herausforderung dar. Sich diesem Thema im Kontakt mit anderen Teilnehmern der Gruppe bewusst zu werden und mit genügend Zeit zuzuwenden, bietet die Möglichkeit, eigene Überzeugungen zu vergleichen und zu überprüfen.

Input: Welche Funktion haben die folgenden Botschaften?

- Das Leben ist kein Wunschkonzert!
- Wir sind hier nicht bei Wünsch-dir-Was!
- Träume sind Schäume!
- Traumtänzer!
- Du lebst doch im Wolkenkuckucksheim!

Zu welchen Gelegenheiten erscheint es Ihnen sinnvoll, sie einzusetzen? Beschreiben Sie eine konkrete Situation hierzu! Wann schlägt der Einsatz solcher Formulierungen um in Unterdrückung von Fantasie und Madigmachen von Ideen? Können Sie sich auch hierzu an eine konkrete Situation aus Ihrem Leben erinnern?

GRUPPENÜBUNG: Immer schön der Reihe nach?

Für diese Übung schlüpfen vier Gruppenteilnehmer in die Rollen: die Realität, der Traum, das Ziel und das Tun. Es empfiehlt sich, die Rolle jeweils auf ein Blatt Papier zu schreiben, das die Teilnehmer sichtbar für den Rest der Gruppe vor sich halten. Alternativ können Bilder oder Symbole ausgedruckt oder gemalt werden. In einem der Gruppendurchgänge wurden folgende Motive gezeichnet: Wolken (Traum), ein Ortsausgangsschild mit durchgestrichenem »Anspruch« und »Realität« als nächstem Ort, eine Zielscheibe und für das Tun recherchierte ein Teilnehmer im Internet ein Motiv, auf dem durchgestrichene Konjunktive (würde, sollte etc.) durch ein klares Machen abgelöst werden.
Sie können zunächst auf allgemeiner Ebene die Rollen spielen lassen. Geben Sie Impulse bei Bedarf. Anschließend konkretisieren Sie die Rollen an einer Projektidee, setzen Sie sie z. B. in Bezug zu einem Marathonlauf. Sollte noch kein Teilnehmer eine Idee vorgestellt haben, dann machen Sie einen Vorschlag. Weder für die Vorschläge noch für die ersten Projektideen von Teilnehmern ist es erforderlich, dass diese ausformuliert sind. Jede Idee ist

in der Aufstellung willkommen. Lassen Sie den jeweiligen Patienten mit der »Traumrolle«, »den Macher«, »Realisten« und die »Zielperson« auf die Projektidee reagieren. Unterstützen Sie als Therapeutin oder Therapeut mit konkretisierenden Fragen. Lassen Sie die Teilnehmer aus den Rollen heraus Vermutungen, Einwände und neue Ideen äußern. Beispielhafte Projektideen und Vorschläge für konkretisierende Fragen sind nachfolgend aufgeführt.
Wiederholen Sie die Übung, bis jeder Teilnehmer mindestens einmal eine der Rollen übernimmt. Teilnehmer zwischen den Rollen wechseln zu lassen, bietet sich ebenfalls an.

BEISPIEL **Projektidee »Marathonlauf«**
Armin Kies will am Rügenbrückenmarathon teilnehmen. Dieses Vorgehen kann anhand folgender Fragen konkretisiert werden: Was könnte ein realistisches und persönlich relevantes Ziel sein? In welcher Zeit möchten Sie den Marathon absolvieren? Welcher Schritt ist noch innerhalb dieser Woche zu machen, um dem Ziel näherzukommen? ×

BEISPIEL **Projektidee »Einen neuen Job finden«**
Kai-Uwe Zimmer möchte die Jobsuche angehen. Er arbeitete als Schreiner in einer Werkstatt, entwickelte dann aber eine Holzstauballergie und musste schweren Herzens seine Tätigkeit an den Nagel hängen. Schon zuvor hatte er mit depressiven Phasen zu kämpfen, diese verfestigten sich durch den Berufsabbruch. Durch seine Erkrankung hat er bislang noch nicht die Kraft finden können, sich einen neuen Job zu suchen. Konkretisierende Fragen für diese Projektidee wären: Lassen sich auf einer Zielscheibe Zwischenziele festlegen? Was kann noch innerhalb dieser Woche konkret unternommen werden? ×

Abschließend ein drittes Beispiel, welches das Potenzial der Übung für die Ressourcenaktivierung im Gruppenprozess veranschaulicht.

BEISPIEL **Projektidee »Millionär werden«**
Piedro Bianchi formulierte spontan und erkennbar als Witz die Projektidee »Millionär werden«. Da die Übung gerade dazu diente, jede Idee ernst zu nehmen, war er zu einer Aufstellung bereit. Die »Traumrolle« reflektierte Wünsche von Macht und Geltung, aber auch Sorgenfreiheit und gutes Leben. Nachdem Piedro seine Ansprüche in der Gruppe formuliert sah, entschied er sich, am Traum vom »guten Leben« festhalten zu wollen. Der

»Realist« legte ihm nahe, innerhalb eines Jahres tausend Euro anzusparen, um sich einen Wunsch zu erfüllen, der ihn mit dem »guten Leben« wieder in Kontakt bringen kann. Piedro wollte gern einmal live ein Spiel des FC Barcelona im Heimstadion Camp Nou erleben. Mit dem »Macher« diskutierte er unter Hilfestellung der gesamten Gruppe Maßnahmen, die noch in dieser Woche begonnen werden könnten: einen Sparplan entwickeln und Prioritäten setzen. So landete als Punkt auf der Liste, weniger zu rauchen, um auf diese Weise Geld anzusparen. ×

Auch wenn noch kein konkretes Projekt entwickelt werden kann, unterstützt die Aufstellungsübung die Ressourcenaktivierung und kann dabei hilfreich sein, kognitiv-affektive Muster zu flexibilisieren.
Formulierungsvorschläge für die Fokussierung: Wünsche und Träume sind wertvolle Produkte unserer Psyche. Im Kontakt mit unserer Lebenswirklichkeit können wir einige von ihnen zu konkreten Zielen transformieren. Wünsche und Träume haben die Funktion, uns fantasievoll auf die Möglichkeit hinzuweisen, eigene Ziele zu formulieren. Solcherart eigene Ziele umzusetzen macht Freude, lässt uns zufriedener werden und ermöglicht uns, in Kontakt mit unseren Bedürfnissen zu treten. Darüber hinaus entfalten lebendige Träume als reale Ziele auch ein hohes Potenzial für die Bereitschaft, mit anderen in Beziehung zu treten. Ein Ziel ohne Plan bleibt (jedoch) ein Traum. Damit Ziele ihre günstigen Funktionen entfalten können, müssen sie konkret formuliert werden, erreichbar und angemessen herausfordernd sein.

Gruppendiskussion: Muss ich mich jetzt auch noch selbst verwirklichen?

Zielbotschaften: Für die Formulierung eigener Projekte ist die Unterscheidung zwischen Annäherungs- und Vermeidungszielen zentral: Auch wenn es im Sinne von Grenzziehungen und Belastungsreduktion generell wichtig ist, zu spüren und zu wissen, was wir nicht wollen, so können Vermeidungsziele grundsätzlich nicht die Funktion derjenigen Zielgrößen übernehmen, die als Annäherungsziele bezeichnet werden. Zu spüren und zu wissen, was wir wollen, bringt uns in Beziehung mit unseren Bedürfnissen, Träumen und Wünschen und in Beziehung mit anderen Menschen.
Input: Der Traum des Don Quijote
Als Don Quijote, einst in der spanischen Landschaft Mancha und bald über

die halbe Welt bekannt unter dem Beinamen »Ritter von trauriger Gestalt«, keine Lust mehr hatte, eine jahrhundertealte Romanfigur zu sein, da begann er einfach aus den Buchdeckeln seiner alten Welt hervorzusteigen. Derer unermesslich viele seiner selbst liefen nun in Kinderzimmern, Wohnstuben und Bibliotheken umher, auf der Suche nach neuer Bestimmung. Da in jedem der Haushalte nur ein Exemplar seiner alten Heimat vorhanden war, wusste keiner der Ritter vom anderen. Allein und verloren fühlten sich die vielen in einer grellen, lauten Welt mit harten Konturen, harter Konkurrenz und unerbittlichem Preiskampf. Zurückzukehren zwischen die alten Seiten, in alte Bände, war ihnen nicht länger möglich. Die Geschichte von einst lief nun ohne sie weiter. Es schien beinahe so, als hätte es keinen von ihnen dort je gegeben. Als wären sie nicht länger ausgedacht, sind sie nunmehr allesamt und real vorhanden und gänzlich frei von alter Bestimmung. Einfach nur da wie die Stacheln an einer Rose.
»Sancho, mein getreuer Knappe, sieh dich um! Eine neue Welt erwartet mein erneutes Einschreiten gegen Riesen, böse Zauberer und allerlei Unrecht links und rechts des staubigen Weges!«, rief einer von ihnen.
Vielleicht waren es derer auch sehr viele zugleich. Dies aber tut noch nichts zur Sache, denn die Freude war übergroß schon bei dem einen, dass sich der treue Knappe Sancho ebenfalls den Weg um die engen Buchdeckel frei gemacht hatte und nun fragend neben ihm stand.
»Aber mein Herr, was wäre denn das andere, der großen Mühe und des Aufbruchs werte, wenn Ihr weiter machtet wie ehedem in der alten Welt zwischen abgegriffenen und so oft doch missverständlich gelesenen Seiten?«
Schweigen machte sich zunächst breit zwischen ihnen und darauf: »Richtig magst du heute einmal liegen, dem Himmel danke ich dafür, dir einen gerechten Gedanken ans Herz gelegt zu haben!«, entgegnete unser einer Ritter seinem Freunde. »Ein neues Abenteuer braucht keine alten Riesen und keinen falschen Zauber. Aufwachen muss ich, umsehen muss ich mich, hinausgehen in diese noch fremde Welt muss ich, mich finden muss ich, mich verwirklichen muss ich ...!«
Der Knappe fiel ihm nun mutig ins Wort und dies so laut, dass es noch bis ins spanische Mancha und über die halbe Welt zu hören war: »Mein Herr, Ihr sagt nur, was Ihr glaubt, tun zu müssen, was aber wollt Ihr?«
Über die nur halbe Antwort ihrer Knappen wollten die Ritter heute einmal nicht traurig oder auch nur wütend sein. Stattdessen lachten sie lauthals auf. Denn es überwog in ihnen die schiere Freude über so viel lang vermisste Klarheit.

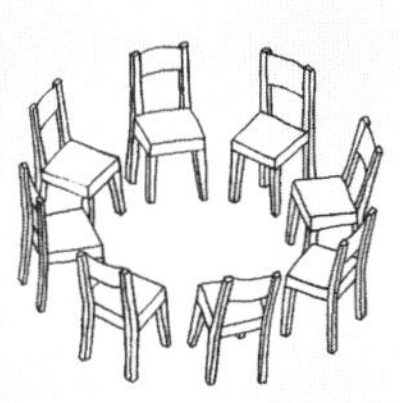

STEFFEN BARTHOLOMES: Die Geschichte kann an verschiedenen Stellen gut unterbrochen werden, um der Gruppendiskussion genügend Raum zu verschaffen. Sie kann selbstverständlich auch gemeinsam mit der Gruppe in der Diskussion eine Abkürzung nehmen, umgeschrieben werden und dergleichen mehr. Wie immer geben wir lediglich einen Gestaltungsvorschlag.

GEORG SCHOMERUS: Die Gruppendiskussion soll also die Autorenschaft über das eigene Leben thematisieren. Damit lässt sich eine gute Verbindung zum Modul B (Bedürfnisse) und dem Autonomiebedürfnis herstellen.

STEFFEN BARTHOLOMES: Ja, es geht um Fragen an die Gruppenteilnehmer zu ihren Wünschen, Träumen und Zielen, früher und heute. Es geht um die »Autorenschaft« über das eigene Leben. Die Geschichte kann z. B. die Teilnehmer dazu anregen, sich zu überlegen, bis zu welchem Grad an Autonomie und Verantwortung sie jeweils bereit sind. Oftmals lässt sich nicht mehr klar feststellen, wessen Zielen wir nachlaufen – sind es unsere eigenen oder wurden sie von außen an uns herangetragen, vielleicht als ein alter Auftrag aus dem Familiensystem?

Besprechen Sie in der Gruppe, wer einst unerreichbare Ideale durch Bezugspersonen gesetzt bekommen hat. Ermutigen Sie die Teilnehmer, sich den eigenen Anteil bei der Aufrechterhaltung dieser Ansprüche und am heute empfundenen Druck näher anzuschauen: Wer glaubt heute an »Perfektion« und wertet das Vorhandene ab? Diese klärungsbezogenen Prozesse deuten wir zu diesem Zeitpunkt nur kurz allgemein an. Individualisiert stellen sie sich meist deutlich komplexer dar. Wir empfehlen Ihnen, insbesondere biografisch-klärungsbezogene Inhalte in der Gruppendiskussion an dieser Stelle eher zu begrenzen (siehe: Modul B) und stattdessen großen Wert auf die Unterscheidung zwischen Annäherungs- und Vermeidungszielen zu legen. Seien Sie als Therapeutin oder Therapeut hierzu besonders präsent und spürbar! In der Regel muss einer Gruppendiskussion aktiver zu dieser Unterscheidung verholfen werden. Die von den Teilnehmern beschriebenen (oft über die Biografie und Beziehungsgeschichte geprägten) Vermeidungsziele sind in ihrer Schutzfunktion zu würdigen, bieten Sie gleichzeitig bedarfsgerecht Nähe und die Unterstützung der Gruppe an.

Mitunter sind Annäherungsziele und damit Ideen für persönliche Projekte über einen längeren Zeitraum noch nicht vorstellbar. Selbstverständlich hat das Modul A zum Ziel, Patienten zu aktivieren und eigene Ziele und Projekte zu entwickeln. Aber bereits das Ringen darum, schützende Vermeidungsziele in aktive Handlungs- und Erlebensprozesse zu

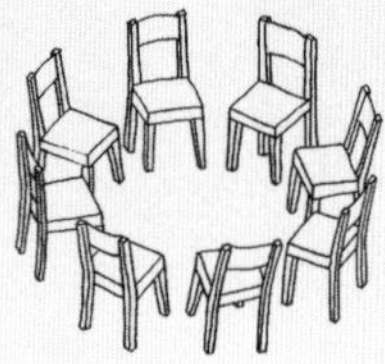

transformieren – möglicherweise in Einzelfällen auch einmal über den gesamten Verlauf der Therapie –, entfaltet im Kontakt mit der Gruppe therapeutisch sehr wertvolle Situationen.

GRUPPENÜBUNG: Jeder Wurf zählt!

Verwenden Sie eine Dartscheibe oder etwas Vergleichbares – alternativ können Sie auch einen oder mehrere Ausdrucke von Zielscheiben auf Pappe einsetzen. Lassen Sie die Teilnehmer mit Dartpfeilen oder Papierkügelchen auf die Scheibe werfen. Sagen Sie, dass es heute nicht um ein Turnier geht, sondern um das Erleben beim Werfen auf die Zielscheibe. Richten Sie folgende Fragen und Anleitungen an die Teilnehmer: »Wie geht es Ihnen, wenn Sie danebenzielen?« »Bemühen Sie sich, eventuellen Ärger fair auszudrücken!« »Was müssen Sie tun, um die Wahrscheinlichkeit zu erhöhen, einen Treffer zu landen?« »Suchen Sie den für Sie geeigneten Abstand zur Zielscheibe auf, um ein gutes Verhältnis aus Herausforderung und Treffsicherheit zu erlangen!« »Spielen Sie mit dem Abstand zum Ziel!«

Diese Übung lässt sich je nach Möglichkeit auch im Freien und mit unterschiedlichsten Materialien durchführen. Im Logbuch finden Sie eine weitere Übungsvariante (siehe S. 123).

GRUPPENÜBUNG: Ja oder Nein, das ist hier die Frage!

Je zwei Teilnehmer stehen einander gegenüber und übernehmen für jeweils eine halbe Minute die Rollen des »Ja-Sagers« und »Nein-Sagers«. »Ja« und »Nein« drücken ihre Handflächen gegeneinander oder stehen alternativ Rücken an Rücken. Durch Druck versuchen sie, »Gelände« zu gewinnen. Dabei sollen Variationen der Worte »Ja« und »Nein« jeweils laut ausgesprochen werden (z. B. jawohl, na klar, selbstverständlich, ich will, unbedingt, ich will niemals, auf keinen Fall, nichts da, ich will nicht). Nach einer halben Minute werden die Rollen getauscht. Die Teilnehmer beobachten, wie sie sich körperlich fühlen, und achten auf ihre Kraftreserven, ihren Mut und ihr Vorankommen unter der jeweiligen Bedingung. Die Auswertung hat nicht zum Ziel, reihum die Annäherungsmotivation (»Ja«) kraftvoller und erfolgversprechender zu bestätigen, sondern soll die Unterschiede zwischen beiden Motivarten verankern. Anschließend lassen sich mit der Gruppe Beispiele für Annäherungs- und Vermeidungsziele finden.

Verwendung der Projektmaschine in der Gruppe: Die Projektmaschine (im Logbuch, S. 112) dient der Konkretisierung der Projektideen. Mögliche

Leitfragen und Stilmittel wurden bereits eingangs im Kontrast eines »fördernden« versus »demotivierenden« Therapeuten angesprochen. Die Projektmaschine dient als Arbeitsgrundlage in den Sitzungen und kann außerhalb der Sitzungen verwendet werden, um auf Projektideen zu kommen oder Ideen zu einem Projekt weiterzuentwickeln. Eine gute Übung kann es sein, ein für die Therapie nicht sinnvolles Projekt humorvoll einzuführen und mit einer Projektidee aus diesem Buch oder aus Ihrer eigenen Ideenwerkstatt zu kontrastieren.

Viele Wege führen zum Projekt: Spielerische Zugänge sind gut geeignet, das mechanistische Schema der Projektmaschine zu ergänzen. So könnten z. B. Zettel mit Antworten zu den Fragen im linken Teil der Projektmaschine von den Teilnehmern in einer Gruppensitzung angefertigt und dann untereinander anonym getauscht werden, um anschließend möglichst »verrückte« Ideen zu einem »fremden Projekt« zu entwickeln. Der Kreativität in einer solchen Gruppensitzung setzt nur der Zeitrahmen produktive Grenzen!

Zielvereinbarungen: Mit allen Teilnehmern, die ein Projekt entwickelt haben, lassen sich Zielvereinbarungen schriftlich festlegen. Im Logbuch finden Sie hierzu einen Formulierungsvorschlag. Wir empfehlen, auf diese Methode zurückzugreifen, da dadurch die eigenverantwortliche Durchführung als zentrales Modulelement und dessen Verbindlichkeit betont wird. Sollten Teilnehmer erst sehr spät im Therapieverlauf ein geeignetes Projekt formulieren, unterstreicht eine spät geschlossene Zielvereinbarung weiterhin die Eigenverantwortlichkeit des Teilnehmers für ein gesundes Aktivitätsniveau über den Gruppentherapiezeitraum hinaus.

Modul A2: Projektverläufe begleiten

Ab dem Zeitpunkt, an dem mindestens einer der Teilnehmer ein Projekt vereinbart hat, wird in jeder Sitzung Raum für die Besprechung neuer und fortgeschrittener Projekte gegeben. Diese Zeit- und Aufmerksamkeitsräume haben Werkstattcharakter – die Teilnehmer können gemeinsam ein Projekt durchsehen, Probleme lösen, sich über Zwischenerfolge freuen und sich bei Schwierigkeiten gegenseitig emotional unterstützen. Die Projektverläufe bieten eine Vielzahl an therapeutischen Anknüpfungspunkten, um mithilfe von Gruppenressourcen individuelle Stressverarbeitung und Copingstrategien zu bearbeiten.

Leitfragen während dieser Phase sind:

- Wie viel Zeit, Energie und andere Ressourcen schaffen Sie derzeit, in Ihr Projekt zu investieren?
- Ist es weiterhin Ihr ganz persönliches Projekt?
- Sind Abstimmungen mit anderen Personen notwendig?
- Hat sich Ihre Idee im Verlauf verändert?
- Gibt es Zwischenziele?
- Benötigen Sie Unterstützung?
- Wollen Sie uns über den Verlauf berichten?

Steuerung von Gruppenprozessen

Schaffen Sie für die Gruppenmitglieder viel Raum für Fragen untereinander: zu Projekten, Problemen und Perspektiven. Hierdurch öffnen sich Räume für Kooperationen und gemeinsames Lernen.
Wir haben sehr unterschiedliche Erfahrungen mit dem Grad an Offenheit zu unterschiedlichen Zeitpunkten im Therapieverlauf gemacht: Manchmal erscheint es so, als ob ein Teilnehmer sich besonders schwertut, eine Projektidee zu entwickeln, dabei jedoch schon intensiv an der Umsetzung seiner Ideen arbeitet. Ein anderer Teilnehmer berichtet von einer großen Anzahl von Ideen, hadert aber damit, etwas in Angriff zu nehmen. Sie können diese Aspekte mithilfe der beschriebenen Therapeutenstile thematisieren und für den Gruppentherapieprozess nutzbar machen (siehe S. 46).

An dieser Stelle verwenden wir eine Kombination aus »Schutzfunktion« und »Herausforderung«: Oftmals können wir bei denjenigen, die sich »nicht in die Karten sehen lassen wollen«, Facetten des zu Beginn des Moduls angesprochenen Vermeidungsverhaltens bezüglich Fehler und Bewertungen beobachten. Würdigen Sie im Verlauf jede Äußerung von Patienten, die sich auf Schwierigkeiten, Druck oder Ängste bezieht. Markieren Sie dieses Verhalten – sich zu äußern – als sehr willkommen in der Gruppe! Jenen Teilnehmern, die mit vielen Ideen aufwarten, sich aber vor der Umsetzung scheuen, können Sie mit dieser Stilkombination ebenso eine Einladung aussprechen, sich im Schutz der Gruppe über Ängste und Selbstzweifel auszutauschen. Es soll an dieser Stelle deutlich hervorgehoben werden: Projektverläufe zu begleiten dient nicht der externen Kontrolle des Fortschritts, sondern der Hilfestellung bei der Ausrichtung und dem Beibehalten des persönlichen Charakters eines jeweiligen Projekts.

Mitunter ist es erforderlich, die Gruppe darauf aufmerksam zu machen, dass gerade die persönliche Bedeutung, die ein Projekt für den jeweiligen Teilnehmer hat, ein sehr bedeutsames Therapieelement darstellt. Im Verlauf der Sitzungen kann bei Bedarf der weitere Hinweis gegeben werden, dass eine (auch bei Schwierigkeiten beibehaltene) persönliche Ausrichtung des Projekts wichtiger ist, als das Projekt während der Therapie zu Ende zu führen. Dies entlastet und irritiert auf gute Weise gerade jene Teilnehmer, die über den Verlauf in ein »Abarbeiten« verfallen. Die Projekte sind in ihren inhaltlichen Ausrichtungen sehr verschieden, werden unter unterschiedlichen individuellen Voraussetzungen durchgeführt und starten zu unterschiedlichen Zeitpunkten. Oftmals bietet sich gerade über dieses Thema »Projektfortschritt« die Gelegenheit, mit den Teilnehmern zu empfundenem Leistungsdruck, erlebten Ungerechtigkeiten und fremdbestimmten Ansprüchen in unterschiedlichen Lebensbereichen intensiver ins Gespräch zu kommen.

Die Anbindung der Erlebnisse während der Projektformulierung und Durchführung an frühere und gegenwärtige motivationale oder affektive Problemlagen ist neben der Verhaltens- und Ressourcenaktivierung ein ebenso bedeutsames und daher ausdrückliches therapeutisches Ziel. Die im Gruppenverlauf gemachten neuen Erfahrungen können depressionstypische Muster von Kontrollverlusterleben und erlernter Hilflosigkeit irritieren und zum Aufbau neuer affektiver Verknüpfungen und neuer Copingmechanismen anregen.

Hauptmodul B

Das Modul B bezieht sich auf die psychologischen Grundbedürfnisse und die Emotionsregulation. Wir haben es in einen Hauptteil und Vertiefungsmodule untergliedert. Der Hauptteil enthält einen psychoedukativen Ansatz, lebensgeschichtlich ausgerichtete Methoden und greift die bewusste Unterscheidung zwischen Annäherungs- und Vermeidungszielen erneut auf. Damit wird auch Problembeschreibungen und innerpsychischen sowie interpersonellen Konflikten Raum in der Gruppentherapie gegeben.

Ein psychoedukativer Teil mit Informationen zu psychologischen Grundbedürfnissen fördert die inhaltliche Strukturierung der Sitzungen. Aktivierende Elemente einzelner Übungen fördern wiederum die Bereitschaft, innere

Zustände bewusst wahrzunehmen und in Worte zu fassen (Förderung der Mentalisierungsfähigkeit). Mit den biografieorientierten Ansätzen können Klärungsprozesse in Gang gesetzt und je nach Bedarf im Zuge der Projekte aktualisiert werden. Ein Kernanliegen dieses Moduls ist es, Patienten nahezubringen, wie wichtig es ist, ihre Gemütserregungen wahrzunehmen, einzuordnen und Verständnis für sie aufzubringen. Wir verdichten dieses komplexe Thema zumeist mittels Metaphern und erlebnisaktivierenden und imaginativen Techniken, die als bildhafte Abstraktionen außerhalb der Therapiesitzungen leichter abrufbar sind als begrifflich-theoretische Abstraktionen. Dabei beachten wir, dass Bilder und Metaphern Vereinfachungen sind und daher auch Gültigkeitsgrenzen haben. Für alle hier angesprochenen inhaltlichen und methodischen Elemente lassen sich Gruppenprozesse sehr gewinnbringend nutzen und bieten große Potenziale sowohl für klärungs- als auch für veränderungsbezogene Prozesse bei unseren Patienten.
Fragen Sie am besten gleich von Beginn an Themenwünsche und Feedback der Patienten ab und integrieren Sie die Anregungen in die Sitzungen. Im Logbuch finden Sie zwei Feedbackbögen für die Teilnehmer (siehe S. 131 ff.). Es bietet sich an, den ersten Feedbackbogen immer wieder zur Zwischenevaluation einzusetzen. Wir empfehlen auch, psychometrisch überprüfte Instrumente zur Depressionsdiagnostik anzuwenden.
Die Darstellung dieses Moduls orientiert sich an dieser Empfehlung und bindet die Patientenperspektive ein. Weiterhin empfehlen wir, mindestens eine Sitzung für die Vertiefung eines der Grundbedürfnisse zu verwenden, auch wenn erst mal nicht auf jedes Grundbedürfnis näher eingegangen werden sollte. Unserer Erfahrung nach wird zu Beginn oftmals eine Vertiefung des Themenkomplexes »Selbstwert« nachgefragt, weniger werden die »Beziehungen« thematisiert. Dies hat unserer Konzeption folgend eher etwas mit »Vermeidungsstrategien« als mit Bedürfnislagen zu tun. Von Gruppentherapeutinnen und -therapeuten erfordert es eine gewisse »wohlwollende Hartnäckigkeit«, um auch den Themen Gewicht zu verleihen, die zunächst vermieden werden oder noch keinen Fürsprecher in der Gruppe gefunden haben.
Die Kopplung der Therapieprojekte an psychologische Grundbedürfnisse stellt einen sehr zentralen Therapiebestandteil dar und sollte auch beim modularen Aufbau der Therapie einen zentralen Stellenwert bekommen. Es bietet sich an, die Bedeutung von Grundbedürfnissen in mehreren Gruppengesprächen zu thematisieren und mit den Patienten darüber eine stabile Arbeitsgrundlage zu vereinbaren. Hierzu können die Teilnehmer dazu

eingeladen werden, Formulierungen anzuzweifeln (Advocatus Diaboli) und die Therapeutin oder den Therapeuten aufzufordern, die Zusammenhänge »hieb- und stichfest« zu begründen. Erst dann sollte als feste Therapiegrundlage auf die fundamentale Rolle der Selbstsorge und die Bedeutung eigener Bedürfnisse für die Gesundheit eingegangen werden (Arbeitsblatt 6, S. 128).

Hauptteil: Bedürfnisse wahrnehmen – Emotionen regulieren

In diesem Modul wird zwischen psychologischen Grundbedürfnissen, wie dem Bedürfnis, sozial eingebunden zu sein, und körperlichen Bedürfnissen, wie Essen oder Trinken, unterschieden. Über psychologische Grundbedürfnisse sollte möglichst anschaulich informiert werden. Arbeiten Sie hierzu mit den Teilnehmern Ähnlichkeiten und Unterschiede zu stärkeren körperlichen Grundbedürfnissen heraus: Unterversorgte körperliche Bedürfnisse erzeugen zeitnah Handlungsdruck, während wir für die Regulation psychologischer Grundbedürfnisse mehr Zeit haben, um Handlungsstrategien zu entwickeln oder einen Bedürfnisaufschub zu betreiben. Dabei können wir aber – je nach Grad und Dauer der Unterversorgung – auch mit hohem Handlungsdruck über die Zeit rechnen.
Bezogen auf psychologische Grundbedürfnisse entwickeln Menschen Annäherungs- und Vermeidungsziele. Vergleichbar mit der Vermeidung bestimmter Nahrungsmittel bei Unverträglichkeiten, können wir auch psychologische Grundbedürfnisse durch Vermeidungsstrategien nicht »sättigen«, sondern uns lediglich vor Schädigungen schützen, z. B. davor, zurückgewiesen zu werden. Vermeidungsstrategien sind daher hinsichtlich ihrer Schutzfunktion zu akzeptieren, aber sie reichen nicht aus, um seinen Zielen im Leben näherzukommen, zufrieden oder gar glücklich zu sein.
Von besonderem Stellenwert ist in der Psychoedukation der Hinweis darauf, dass Emotionen Indikatoren (Anzeiger) für Bedürfnisse sind und die Bedürfnisregulation steuern. Wichtig ist es, hierbei das Innenleben von dem nach außen einwirkenden Verhalten abzugrenzen. Verhaltenswirksame Vermeidungsstrategien sind mit Ängsten assoziiert, Annäherungsstrategien mit Mut – Mut und Wut oder Ärger entstammen dem gleichen emotionalen Spektrum. Die Rede davon, »etwas mutig in Angriff zu nehmen«, bildet die affektive Assoziation von Mut und Aggression sprachbildlich ab. Die Verhaltensaspekte unterscheiden sich jedoch oftmals deutlich voneinander: Der Grad an Konstruktivität versus Destruktivität für uns und unser Umfeld

ist das entscheidende Kriterium zur Bewertung der aktivierten Verhaltensweisen. Wir markieren an dieser Stelle sehr deutlich die Hinweisfunktion von Emotionen bezogen auf unsere Bedürfnisse und grenzen konstruktive von destruktiven Verhaltensweisen ab.

Verknüpfung der Module A und B

Das Modul A regt dazu an, sich mit eigenen Zielen, Interessen und damit Bedürfnissen im Modus von Annäherungszielen zu beschäftigen. Auf einer motivationalen Ebene lassen sich über die Projektentwicklung und Durchführungsphase häufig Konflikte zwischen verschiedenen Bedürfnisbereichen erkennen und einer Klärung zuführen. Durch die Themen aus Modul A ergeben sich gemeinsam erfahrene und konkrete Anlässe, sich in der Gruppe intensiver mit Emotionen (Modul B) auseinanderzusetzen. Die Teilnehmer teilen zudem die Erfahrungen aus der Phase der Ideenfindung und des Sprechens über eine Projektidee mit den anderen Gruppenteilnehmern. Dies erleichtert auch das Sprechen über auftretende Emotionen und emotionale »Störquellen«. Während die Gruppe sich über ihre Erfahrungen mit dem eigenen Projekt in der Gruppe austauscht, sollten Sie als Therapeutin oder Therapeut so viel Emotionsausdruck wie möglich anregen!

Bedürfnisse als eigene Anteile erkennen und verstehen lernen

Die Nomenklatur von Grundbedürfnissen entstammt einem akademischen und wissenschaftlichen Diskurs mit entsprechendem Abstraktionsgrad. Abstrakt formuliert: Für praktische Zwecke müssen wir konkreter werden. Formulierungen wie »Regie im eigenen Leben führen« (Autonomie und Kontrolle), »vertrauensvolle Beziehungen leben« (Bindung), »auf eigene Leistungen stolz sein« (Selbstwert) sowie »Freude und Genuss erleben« (euthyme Erfahrungen) unterstützen dabei, eine nachvollziehbare und erfahrungsvalide Sammlung von Benennungen von Grundbedürfnissen einzuführen. Wir werben mit unserem Ansatz unter Rückgriff auf die Nomenklatur Grawes für ein ausgesprochen pragmatisches Vorgehen. Ziel ist es, eine Strukturierungshilfe für Affekte und sozial verantwortliche Stressbewältigungsmöglichkeiten unserer Patienten zu schaffen. Wir thematisieren entweder sehr starke oder kaum noch zugängliche Emotionen und Verhaltensbereitschaften. Intendierte Veränderungen auf dieser Verarbeitungsebene benötigen einen konkreten, affektiven und erfahrungsbasierten Zugang.

Das »viergeteilte« Selbst: Teamplayer oder vier Einzelkämpfer?

Wir haben uns nach Patientenrückmeldungen aus den ersten Gruppen dafür entschieden, beim Thema Grundbedürfnisse mit Anteilen zu arbeiten. Dabei erschien es uns wichtig, allen Gruppenmitgliedern ein niederschwelliges »Einstiegsangebot« zu machen, das bei Bedarf und Bereitschaft einzelner Patienten vertieft und damit emotionsfokussiert gestaltet werden kann. Als einen solchen Einstieg entwickeln wir nach der Psychoedukation zum Thema Grundbedürfnisse in der Gruppe den Gedanken, dass es zum verbesserten Selbstverständnis hilfreich sein kann, den einzelnen Bedürfnissen einen »Namen zu geben« (siehe auch Arbeitsblatt 7). Die Patienten einigen sich in einer Gruppensitzung auf »passende Vornamen« zu den vier Grundbedürfnissen. Der eigene Vorname beschreibt dann denjenigen »gesunden erwachsenen« Anteil, der für ein ausgewogenes Verhältnis zwischen Handlungsstrategien und den Bedürfnissen untereinander Verantwortung trägt (die Ebene der Bedürfniskonsistenz).
Hilfreiche Imaginationen können dann etwa »ein volles Familienauto« sein, bei dem unser »gesunder erwachsener Anteil« am Steuer sitzt, mit den »Affektlagen« der Bedürfnisse auf den Sitzen hinten im Auto beschäftigt ist und Verantwortung für diese Insassen trägt. Auf dem Beifahrersitz kann z. B. ein »innerer Kritiker« identifiziert werden, dem wir weder die Kommunikation mit den bedürftigen Anteilen auf den Rücksitzen noch die Verantwortung für die von uns einzuschlagenden Wege überlassen sollten. Die Namen für Grundbedürfnisse können sich an Assoziationen, die wir alle mit bestimmten Namen haben, orientieren. Ein »Fritz« oder »Bruce« wird klanglich wahrscheinlich eher mit »Autonomie und Kontrolle« als mit dem Bedürfnis nach engen Beziehungen assoziiert werden als ein »Pierre« oder »Pascal« und umgekehrt. Achten Sie als Therapeutin oder Therapeut darauf, keine Realnamen aus der Gruppe einzusetzen. Vorschläge für weibliche Namen sind jederzeit willkommen und bieten eine gute Gelegenheit, um eine Auseinandersetzung mit den Themen »männliche« oder »weibliche« Stereotype anzuregen.

Vierteilung des bedürftigen Selbst

Unser Selbst besteht aus den vier Grundbedürfnissen

- Orientierung und Kontrolle (Autonomie, Einflussmöglichkeiten, Handlungsspielräume),
- Bindung (Nähe, Zugehörigkeit, Gemeinschaft, Beziehung),

- Selbstwert (Anerkennung, Wertschätzung, Erfolg, positives Selbstbild),
- Lust und Schmerzvermeidung (lustvolle Erfahrungen, Freiheit von Schmerzen).

Unser gesunder erwachsener Anteil trägt für ein ausgewogenes Verhältnis zwischen Handlungsstrategien und den Bedürfnissen untereinander Verantwortung. Zu jedem der Grundbedürfnisse werden im Lebenslauf Annäherungsstrategien als auch vor Verletzung schützende Vermeidungsstrategien entwickelt.

Wir nehmen uns jeweils einige Zeit für die Entwicklung der Assoziationen und auch für den damit verbundenen Spaß in der Gruppe, da dies das initiale Interesse der Teilnehmer an Gesprächen über Bedürfnisse mehr fördert als ein Problemfokus zu Beginn. Ein wichtiger Effekt dieser »Vierteilung des bedürftigen Selbst« und der Namensgebung besteht in der Möglichkeit einer »neugierigen« Selbstbeobachtung, die die Entwicklung einer wohlwollenden inneren Beobachterperspektive anregt. Einzelne Grundbedürfnisse mit Namen zu benennen kann die Perspektivübernahmen in der Gruppe fördern und dabei helfen, vertiefender über Ähnlichkeiten und Unterschiede im eigenen Erleben zu sprechen. Somit erleichtert ein humorvoll niederschwelliger Einstieg in innere Verarbeitungsmodi den Zugang zu lebensgeschichtlichen Themen. Weiterhin trägt der Austausch über diese Themen aus der jeweiligen Perspektive des angesprochenen Anteils zu mehr Akzeptanz für eigene Prägungen, Vorlieben, Verwundungen und bisherige Verarbeitungsformen bei.

Bedürfnisse und Beziehungen: Sich selbst und andere verstehen

Zielbotschaften: Ein weiteres wichtiges Ziel des Gruppenkonzepts ist es, die eigenen Bedürfnisse und die Bedürfnisse anderer besser wahrnehmen zu können. Hinter diesem Ziel steckt folgende Annahme: Eine verbesserte Beziehung zu sich selbst trägt zu einer verbesserten Beziehung zu anderen bei. Der Perspektivwechsel in verschiedene Anteile des Selbst ist nicht immer leicht. Gleiches gilt bekanntermaßen für Perspektivwechsel in Beziehungen. Wenn ein Gruppenteilnehmer dies gestattet, dann können andere Teilnehmer dabei behilflich sein und Vorschläge machen. Die Aktivierung verschiedener eigener Anteile bereitet den Perspektivwechsel innerhalb einer Beziehung vor und erleichtert es, die Bedürfnisse anderer besser wahrzunehmen und zu verstehen.

GRUPPENÜBUNG: Just for fun!

Den Teilnehmern sind die verschiedenen bedürftigen Anteile (psychologische Grundbedürfnisse) aus der Psychoedukation bekannt, die Gruppe hat sich auf vier passende Namen für die thematisierten bedürftigen Anteile geeinigt. Nun machen alle gemeinsam ein Spiel, z. B. »Kirschkernweitspucken« oder »Papierkügelchen auf ein Ziel schnipsen«. Zweck des Spiels ist »Just for fun!«. Die Teilnehmer sind sich einig, dass allem voran das Bedürfnis nach »Lust und Freude« (Namensvorschlag für den angesprochenen Anteil: »Felix«) angesprochen wird. Während der Spieldurchgänge wird beobachtet, ob und, wenn ja, welche weiteren Anteile neben »Felix« spürbar werden.

Auswertung der gemeinsamem Gruppenübung: In der Gruppe werden die gleichzeitig aktivierten oder sogar deutlicher spürbareren Anteile thematisiert. Bei den meisten Durchgängen lässt sich schnell die Anwesenheit eines Anteils spüren, der mit Wettbewerb und »Gewinnen« oder »Verlieren« assoziiert wird und dem aktivierten Bedürfnis nach Selbstwertschutz (nicht verlieren wollen) bzw. Selbstwerterhöhung (gewinnen, stolz sein wollen) entspricht (Namensvorschlag: »Ronaldo«). Bei anderen Teilnehmern zeigt sich vielleicht ein zögerliches Verhalten oder jemand verweigert die Spielteilnahme (aktiviertes Kontrollbedürfnis: »Bruce«). Wiederum andere lassen sich zunächst auf die kurze Übung ein, weil sie den Anschluss zu den anderen Teilnehmern nicht verlieren wollen (Beziehungsbedürfnis: »Pierre«).

In einer ausführlichen Auswertungsrunde wird versucht nachzuvollziehen, welche Anteile deutlich oder subtiler spürbar waren, welche verhaltensrelevant wurden oder wenig Einfluss auf das Verhalten hatten. Dabei wird insbesondere untersucht, in welchem Modus die Anteile jeweils aktiviert waren: vermeidend oder annähernd. War »Felix« in der Übung spürbar? Wie hat sich »Ronaldo« verhalten? Konnte er zurücktreten und »Felix« den Vortritt (Just for fun) lassen?

Zentrale Übungsziele und Übungstransfer: Diese und ähnliche einfache Aktivierungsübungen erlauben jeweils einen niederschwelligen und erlebensmäßig verankerten Einstieg in die Wahrnehmung innerer Zustände sowie dominierender und subtiler Anteile. Motivational klärende und stärker problemorientierte Aspekte lassen sich im Verlauf der Gruppentherapie so leichter thematisieren und mit Neugier auf ein faires Selbstverständnis hin vertiefen. Wir empfehlen, Übungen dieser Art häufig einzusetzen und dabei die unterschiedlichen Bedürfnisse (Anteile) gezielt anzusprechen. Gehen Sie dabei auf die erarbeiteten Erkenntnisse zu dominanten oder zurückgestellten Anteilen (Bedürfnissen), bevorzugten Modi (Annäherung vs. Vermeidung) und dem Verhältnis der Anteile untereinander ein.

Zur Methodik der Namensvergabe, um eigene Anteile zunächst besser unterscheiden und anschließend besser verstehen zu können, meldeten Teilnehmer vereinzelt auch kritische Aspekte zurück (siehe Abschlussdiskussion). Wir schlagen daher vor, diese Methode anzubieten, auszuprobieren und schrittweise im Verlauf auch wieder auszublenden, etwa wenn der Zugang zu Emotionen und Bedürfnissen verbessert wurde. Teilnehmer, die diesen Zugang generell ablehnen, können dazu eingeladen werden, für sich einen alternativen Ansatz auszuprobieren oder bei den zuvor verwendeten Bezeichnungen für Grundbedürfnisse zu bleiben. Der »Namensansatz« hat aus unserer Sicht noch einen entscheidenden Vorteil: Er steht in gewisser Weise quer zu Vorstellungen von dauerhaften Zuständen der »Balance« oder dauerhafter »Harmonie«. Stattdessen knüpft er bereits metaphorisch an die Lebenserfahrung an, dass unterschiedliche Interessenlagen dauerhaft ausgeglichen und ausverhandelt werden müssen. Das »Ich« stellt dann die moderierende Instanz bzw. den fairen Mediator zwischen den verschiedenen Bedürfnisinteressen dar. Die unterschiedlich bedürftigen Anteile entwickeln unterschiedliche Perspektiven – selbst bezogen auf die gleichen Situationen. Dies gilt es im Verlauf immer wieder auszuprobieren und anzuregen.

Jedes Bedürfnis – jeder angesprochene Anteil – unseres Selbst legt eine jeweils eigene Bewertungs- und Verhaltenslogik an: Für einen das Selbstbewusstsein ansprechenden sportlichen Wettkampf gelten andere Bewertungen und Verhaltensweisen als zielführend als etwa für einen Beziehungskonflikt. Beim Wettkampf wären das im Annäherungsmodus z. B. »Ich will gewinnen!« oder »Ich strenge mich maximal an!« und im Vermeidungsmodus »Ich lasse es lieber« oder »Ich strenge mich lieber gar nicht erst an«. Beim Beziehungskonflikt würde man im Annäherungsmodus Bewertungen wie »Wir sollten gemeinsam eine Lösung finden« oder »Ich höre zu, frage nach und sage, was ich fühle und denke« beobachten. Psychische und zwischenmenschliche Probleme entstehen gehäuft dann, wenn die Bewertungs- und Verhaltenslogiken eines Bedürfnisbereiches diejenigen der anderen Bedürfnisbereiche dominieren. Die Methode der namentlichen Ansprache verschiedener Bedürfnisanteile des Selbst war für die Teilnehmer an dieser Stelle besonders eindrücklich.

Lebenslauf mal vier

Die zu therapeutischen Zwecken eingeführten Anteile erlauben es, die eigene Lebensgeschichte aus unterschiedlichen Bedürfnisperspektiven darzustellen. Eingeübt werden kann dies vorbereitend in einer Sitzung und anschließend in Eigenverantwortung zu Hause unter Zuhilfenahme des Logbuches. Dieses klärungsorientierte Vorgehen trägt zum besseren Selbstverständnis bei. In einer anschließenden Sitzung können ausgewählte »Hotspots« der Teilnehmerbiografien thematisiert und emotionale Erfahrungen in der Gruppe herausgearbeitet werden. Als »Hotspots« eignen sich insbesondere Entwicklungsübergänge: Adoleszenz, erste Freundin, Rebellion gegen Eltern, Schulabschluss und Abschluss der Lehre, Elternschaft und Auseinandersetzung mit Erinnerungen an die eigene Kindheit, eventuelle Trennungserfahrungen, berufliche Erfolge und Krisen, schwere körperliche oder seelische Erkrankungen, Verlusterfahrungen und andere Transitionen. Methodisch dominiert in unseren Sitzungen das Gruppengespräch mit einem Fokuspatient. Die Ausleuchtung der Erlebnisse aus den verschiedenen Bedürfnisperspektiven wird von der behandelnden Person aktiv angeregt. Dabei empfehlen wir einen eher sparsamen und fokussierenden Einsatz dieser Perspektivenwechsel.

Als Dreh- und Angelpunkt der lebensgeschichtlichen Narrative wählen wir die Jugendzeit der Gruppenteilnehmer. Frühere Erfahrungen und spätere Erlebnisse orientieren wir auf dieses Zentrum hin (siehe Arbeitsblatt 3, S. 125). Wir empfehlen, diesen »Hotspot« als Anker zu verwenden, da sich so entscheidende Sozialisations- und Autonomieprozesse in gelungenen und kritischen Entwicklungsübergängen aktivieren lassen und die aktuelle Gruppenerfahrung an dieser Stelle an eine ehemalige Peergrouporientierung anknüpfen kann. Die Steuerung dieser Prozesse ist eine komplexe therapeutische Aufgabe. Da wir ausdrücklich empfehlen, an »Peergroupprozesse« affektiv anzuschließen, gestatten wir uns nochmals einen Hinweis zur Gruppendynamik: Als Therapeutin oder Therapeut nehmen Sie eine Sonderrolle ein, aus der heraus Sie diese Prozesse anregen, aber nicht daran teilnehmen. Das ist wichtig, um Hilfestellungen anbieten zu können und so wohlwollend dabei zu unterstützen, die angeregten emotionalen Prozesse ressourcenorientiert auf aktuelle Lebenslagen anzuwenden und zu transformieren.

GRUPPENÜBUNG: Meine Musik früher und heute

Die Teilnehmer werden dazu eingeladen, ihre derzeitige und die während ihrer Jugendzeit bevorzugte Musikrichtung vorzustellen. Zur technischen Unterstützung kann hierzu ein Streamingdienst oder ein CD- oder MP3-Player (vielleicht hat ein Teilnehmer auch noch einen transportfähigen Plattenspieler oder ein altes Tonbandgerät!) eingesetzt werden. Auch ohne Technik können Musikstücke vorgestellt werden, z. B. indem Songtexte oder Noten ausgedruckt oder Musikstücke einfach »vorgesummt« werden. Was löst(e) die Musik in den Teilnehmern aus? Zu welcher Gelegenheit hör(t)en sie diese Musik gern? Welches Gefühl woll(t)en sie aufsuchen, verstärken oder abmildern? Anhand des niederschwellig einsetzbaren und einladenden Themas können auch Veränderungen oder Konstanten in den Vorlieben über die Lebenszeit thematisiert werden. Es lassen sich Verbindungen zu biografischen Ereignissen ziehen – so kann der Ausdruck von Emotionen in der Gruppe weiter gefördert werden.

GRUPPENÜBUNG: Playlist

Auch bei dieser Übung geht es darum, Emotionen in der Gruppe auszudrücken. Die Übung bietet zudem eine Möglichkeit, den »roten Faden« in Sitzungen teilnehmerzentriert aufzunehmen. Hierzu ermuntern wir die Teilnehmer, eine Playlist zu erstellen. Jeder Teilnehmer steuert mindestens einen Song oder Musikstück zur Liste bei und erläutert, was er mit dieser Musik verbindet, insbesondere welche Gefühle damit verstärkt oder ausgedrückt werden können. Die Playlist kann dann zu Beginn einer Sitzung kurz angespielt werden, um einen Patienten – nach Rücksprache mit ihm – einzuladen, Einblicke in den Stand seines Projektes zu geben.

GRUPPENÜBUNG: Fair-ständis

Ziel dieser Imaginationsübung ist es, mit Träumen, Ansprüchen, Sorgen und Hoffnungen in der Jugendzeit Kontakt aufzunehmen. Die angegebenen Pausen sollten ca. zehn Sekunden umfassen.

Schließen Sie die Augen, nehmen Sie eine bequeme Sitzhaltung ein und atmen Sie in Ihrem eigenen Tempo in aller Ruhe aus und ein.

(Pause)

Lassen Sie vor Ihrem inneren Auge, in Ihrer Vorstellung einen Feldweg auftauchen. Es ist ein warmer Sommertag und Sie laufen auf diesem Weg. Lassen Sie in Ihrer Vorstellung viele Eindrücke entstehen: Etwas Staub auf Ihren Schuhen, die Wärme der Sonnenstrahlen auf Ihrer Haut, ein warmer Luftzug, das Rauschen von Getreidehalmen oder Blättern von Bäumen am Wegesrand.

(Pause)

Sie laufen weiter in ruhigem Tempo. Sie betrachten den Weg, der einen sanften Hügel hinaufführt. Während Ihr Blick dem Lauf des Weges folgt, bemerken Sie eine Person, die gerade von der gegenüberliegenden Seite über den Hügel kommend auf Sie zugeht. Erst nehmen Sie nur einen Kopf wahr, dann den Rest des Körpers. Männlich, jugendlich – weit weg und doch seltsam vertraut. Der junge Mann kommt in ruhigem Tempo auf Sie zugelaufen. Als Sie einander näher sind, wird Ihnen klar, dass Ihnen Ihr eigenes Ich im Alter von 16 Jahren gegenübertritt. Sie bleiben vor Ihrem jugendlichen Selbst stehen und betrachten sich.

(Sehr langsam sprechen:) Sie nehmen die Kleidung wahr, den Gesichtsausdruck, Haare, Schuhe, Sie schauen dem jugendlichen Selbst in die Augen. Sie entscheiden, ob Sie Kontakt aufnehmen wollen.

(Pause)

Vielleicht wollen Sie etwas sagen, wollen grüßen, wollen zulächeln? Vielleicht wollen Sie etwas fragen oder nur eine Zeit lang einander gegenüberstehen? Vielleicht wollen Sie sich an der Seite des Weges zusammensetzen und Zeit verbringen? Falls Sie nichts von alldem wollen, ist das völlig in Ordnung. Vielleicht wollen Sie etwas mit auf den Weg geben?

(Pause)

Wenden Sie sich Ihren eigenen Gefühlen zu – was empfinden Sie bei dieser Begegnung?

(Pause)

Jedes Gefühl ist hier willkommen. Versuchen Sie, bezogen auf Ihre Gefühle offen zu bleiben. Vielleicht gelingt es Ihnen, Ihrem 16-jährigen Selbst freundlich und fair gegenüberzutreten. Nehmen Sie bei ihm auch Freundlichkeit und Fairness wahr? Woran genau können Sie seine und Ihre Freundlichkeit bemerken? Sie verabschieden sich, vielleicht mit einem Händedruck, vielleicht mit einem Blick. Falls Sie das wollen, dann können Sie sich zusichern, jederzeit wieder miteinander in Kontakt zu kommen.

(Pause)

Sie gehen Ihrer Wege. Ihr Blick geht noch einmal zu dem jungen Mann zurück, und Sie sehen ihn nun hinter dem Hügel verschwinden.

(Pause)

Atmen Sie weiter in Ihrem eigenen Tempo in aller Ruhe ein und aus.

(Pause)

Wenn Sie dazu bereit sind, öffnen Sie Ihre Augen und finden zurück in den Gruppenraum.

Auswertung Fair-ständnis: Lassen Sie sich berichten, ob die instruierten Bilder aktiviert wurden. Falls dies bei Teilnehmern nicht funktioniert haben sollte, dann versichern Sie, dass das ganz normal sei und nicht bei jedem Durchgang und bei jeder Person gelingt. Erfragen Sie bei allen Übungsteilnehmern, ob sie bereit waren, Kontakt aufzunehmen, legen Sie einen Schwerpunkt auf die empfundenen Gefühle. Bestätigen Sie die berichteten Emotionen und helfen Sie den Teilnehmern, die Emotionen richtig einzuordnen. Fragen Sie, welche Erfahrungen die Teilnehmer bei einer freundlichen Kontaktaufnahme gemacht haben oder was sie an dieser gehindert hat. Wie haben sie ihr Gegenüber bewertet? Waren sie fair zu ihm? Falls Teilnehmer zustimmen, können die jeweiligen Erfahrungen in der Gruppe diskutiert werden.

GRUPPENÜBUNG: Jugendliebe

In dieser Übung geht es darum, über das Thema Liebe und Sexualität in der Gruppe so zu sprechen, dass auch Unsicherheiten, Schamgefühle oder Fragen einen angemessenen Raum erhalten. Die Therapeutin oder der Therapeut hat die Aufgabe, diesen Prozess vorzubereiten und zu begleiten, die Ernsthaftigkeit des Themas zu betonen und eventuelle Schamgefühle, darüber in der Gruppe zu sprechen, aus dem Weg zu räumen – betonen Sie, dass dies ganz normal sei. Wie bei allen angeregten Prozessen der Selbstöffnung gilt auch hier und ganz besonders, die »Zwanglosigkeit« ernst zu nehmen. Sie könnten z. B. sagen: »Alle Grundbedürfnisse haben einen existenziellen Stellenwert für uns, unser Selbstwertgefühl oder Bedürfnis nach Selbstständigkeit ebenso wie unsere Bedürfnisse nach Beziehungen, nach Intimität, nach Freude und Lusterleben! Wenn wir uns den ersten intimen Beziehungen zuwenden, sind damit auch Themen angesprochen, die aktuell sehr bedeutsam sein können. Es ist übrigens völlig normal, etwas Scham zu spüren, da es selten vorkommt, in einer Gruppe über diese Themen zu sprechen.«

Über das Thema Jugendliebe kann zu einem Wechsel der Perspektiven eingeladen werden: Sprechen Sie mit den Teilnehmern über die Erfahrungen und Bedeutungen dieses Lebensabschnittes für verschiedene Grundbedürfnisanteile. Laden Sie dazu ein, diese Technik auch auf aktuelle Erfahrungen mit dem Thema anzuwenden. Beispielfragen: Können Sie sich an einen zärtlichen Moment aus den letzten Tagen erinnern? Wie viel Nähe wünschen Sie sich? Was verstehen Sie darunter? Was erleben Sie dann? Welche Signale gibt Ihnen Ihre Partnerin oder Ihr Partner darüber, was

sie oder er mag? Falls bei diesen Themen schwierige Gefühlslagen (etwa Traurigkeit, Ängste, Schamgefühle) auftauchen, lassen Sie diese zu. Gefühle enthalten wichtige Botschaften an uns. In einer Partnerschaft auch an das Gegenüber. Der Perspektivwechsel in verschiedene eigene Anteile ist nicht immer leicht. Die Übung entfaltet hier einen besonderen Schwierigkeitsgrad. Berücksichtigen Sie daher immer die individuellen Voraussetzungen der Teilnehmer, bevor Sie eine Einladung dazu aussprechen. Wenn ein Gruppenteilnehmer dies gestattet, dann können andere Teilnehmer dabei behilflich sein und Vorschläge machen. Schützen Sie ihn jedoch vor dem Gefühl der Grenzverletzung. Verschiedene eigene Anteile zu aktivieren, bereitet den Perspektivwechsel innerhalb einer Beziehung vor und erleichtert es, die Bedürfnisse anderer besser wahrzunehmen und zu verstehen. Machen Sie auf diesen Zusammenhang aufmerksam.
Häufig nehmen Teilnehmer diese Botschaft aus den Gruppensitzungen als Kernbotschaft mit nach Hause. Entlasten Sie jedoch explizit vom Druck, allein für die Beziehungsqualität verantwortlich zu sein. Eine Beziehung besteht immer aus einer weiteren Person, die ebenso Sorge trägt. Zwei Menschen tragen Verantwortung für eine gute Beziehung. Gute Beziehungen tragen entscheidend dazu bei, dass sich Menschen zufrieden und glücklich fühlen können. Aber wir haben keine direkte Verantwortung dafür, »jemanden glücklich zu machen«. Auch unsere Partnerinnen oder Partner sind nicht dirckt dafür verantwortlich, »uns glücklich zu machen«. Gemeinsam tragen wir Verantwortung für eine gute Beziehung! Auch hierzu ein Formulierungsvorschlag: »Sie selbst können auch mit dem verbesserten Zugang zu Ihren eigenen Bedürfnissen für eine gelingende Beziehung maximal 50 Prozent Verantwortung übernehmen!«
Kombination aus Gruppen- und Einzelübung: Im Logbuch finden die Teilnehmer weitere Instruktionen, wie sie die eigene Lebensgeschichte aus der Perspektive verschiedener bedürftiger Anteile betrachten können (siehe S. 129). Regen Sie an, sich mit diesen Arbeitsblättern zwischen den Therapiesitzungen zu beschäftigen. Laden Sie dazu ein, einzelne Lebensabschnitte anschließend in der Gruppe aus verschiedenen Bedürfnisperspektiven zu betrachten.

Gruppendiskussion: Gefühle ganz technisch betrachtet

Input: Was hat sich Mutter Natur dabei gedacht, uns mit Gefühlen auszustatten? Welche Vorteile haben wir durch Emotionen?

Beispiele für gemeinsam in der Gruppe erarbeitete Perspektiven auf Emotionen: Emotionen wie etwa Angst können für unser Überleben von großem Vorteil sein. Es ist sinnvoll, Angst zu empfinden, wenn wir mit 180 km / h in Richtung einer Autobahnbaustelle unterwegs sind und abbremsen müssen, da Geschwindigkeitsüberschreitungen gefährlich sind. Dass Ängste auch auftreten können, ohne dass wir uns in einer gefährlichen Situation befinden, kann wiederum als sehr belastend empfunden werden. »Belastendes« oder »Unangenehmes« aber sollte von »Gefährlichem« unterschieden werden! Für Belastung gilt: Wir wollen diese nicht auf Dauer und nicht ununterbrochen ertragen. Für Gefahrenlagen gilt: Wir sollten uns schnellstens in Sicherheit bringen.
Bezogen auf andere Emotionen sind ebenfalls Unterscheidungen notwendig: Wut kann uns dabei unterstützen, uns abzugrenzen, oder Energie zur Selbstverteidigung bereitstellen. Wenn wir uns jedoch nicht in akuter Gefahr befinden, dann wird Wut für unser Umfeld zur Belastung und unser Verhalten sogar zur Gefahr! Zudem steigert Wut unsere Stresshormonausschüttung und wirkt sich damit auf Dauer negativ auf unsere eigene Gesundheit aus.
Themenstellung: Emotionen haben die Eigenschaft, sich an veränderte Umweltbedingungen aktiv anzupassen. Eine der adaptiven Funktionen unserer Gefühle besteht in ihrem Informationsgehalt über unsere Bedürfnislagen. Gefühle können uns Hinweise über den »Pegelstand« unserer Grundbedürfnisse geben. Beim Vergleich mit den stärker auf die Bedürfnisse des Körpers bezogenen Gefühlen wird dies klarer: Wir könnten unseren Blutzuckerspiegel als moderne Menschen zwar objektiv messen lassen, aber bereits unsere Vorfahren konnten sich auch gut darauf verlassen, dass sie Hunger empfanden und ihr Magen knurrte, wenn sie Nahrung benötigten, und Sättigung spürten, wenn sie diese nicht mehr benötigten. Ähnliches gilt für das Durstgefühl oder die Müdigkeit.
Als aufmerksame Leserinnen und Leser haben Sie aber wahrscheinlich bereits beim Thema Hungergefühl bemerkt, dass die Hinweisfunktion der Gefühle auf Bedürfnisse recht »störanfällig« ist und wir bezogen auf die körperlichen Bedürfnisse verbreitet an »Wahrnehmungsstörungen« leiden – nicht immer, wenn wir Hunger haben, benötigen wir auch zwingend Nahrung. Manchmal verspüren wir auch Hungergefühle, wenn wir gerade gesättigt sind. Für die Zuordnung von Gefühlen wie Angst, Wut, Freude, Überraschung, Ekel und ihren Mischformen gilt diese »Störanfälligkeit« ebenso. Aber dies spricht gerade nicht gegen die prinzipielle

Hinweisfunktion, sondern stellt uns vor die große Herausforderung, eigene Gefühle bewusster wahrnehmen und störungsfreier interpretieren zu können. Ein gutes Verständnis über die eigenen emotionalen »Störquellen« hilft dabei, diese bewusst »herauszufiltern«, um den aktuell relevanten Informationsgehalt von Emotionen besser zu verstehen.
Über das Thema »emotionale Störquellen« und Bedürfniszugang lassen sich gemeinsame Erfahrungen in der Gruppe herbeiführen und teilnehmerzentrierte Übungen entwickeln. Hierzu suchen wir die Verbindungen zum »roten Faden« der Therapie – den Teilnehmerprojekten.

GRUPPENÜBUNG: **Sag's mit Gefühl!**

Arbeitsblatt 4 des Logbuches (S. 126) enthält eine Liste mit Gefühlsausdrücken. Trainieren Sie innerhalb der Gruppe, Gefühle anzusprechen. Folgende Sätze können dazu anregen, über Gefühle zu sprechen:

- Wenn ich jetzt an die Aufgabe denke, ein persönlich relevantes Projekt zu entwickeln, dann fühle ich ...
- Wenn ich mir jetzt vorstelle, mein Projekt in der Gruppe vorzustellen, dann fühle ich ...
- Wenn ich mir vorstelle, dass die Gruppe an meinem Projekt Interesse zeigt, dann fühle ich ...
- Wenn ich mir vorstelle, dass ich mein Projekt bis zum Ende der Therapie vorangebracht habe, dann fühle ich ...

Zur Auflockerung und um die Bereitschaft, sich in der Gruppe mit Gefühlswörtern zu beschäftigen, zu fördern, setzen wir zwischenzeitlich eine Runde lang die »unpassendsten« Wörter aus der Emotionsliste ein.
Hinweis: Die Emotionswörter im Logbuch (Arbeitsblatt 4) sind in Adjektivform enthalten. Dies hat aus unserer Sicht den Vorteil, sich den wertenden Charakter von Emotionen bewusst zu machen. Ein Nachteil besteht jedoch darin, dass ein Adjektiv zu Gefühl und Selbst »fusionierenden« Formulierungen wie »Ich bin ängstlich« verleitet. Verwenden Sie daher bewusst Formulierungen nach dem oben eingeführten Muster: »Ich fühle mich ...«. Gefühlsausdrücke im Nominativ haben demnach den Vorteil, eine Verknüpfung von Selbst und Gefühl weniger wahrscheinlich zu machen: »... dann fühle ich Angst«. Falls Sie deshalb Nominative bevorzugt verwenden, dann bleiben Sie dabei und ersetzen Sie die Emotionsliste aus dem Logbuch durch eine eigene oder leicht im Internet recherchierbare. Da einer unser Schwerpunkte auf Erfahrungen mit Emotionen in ihrer Indikatorfunktion für Bedürfnislagen liegt und wir die Mentalisierungsfähigkeit der Patienten

fördern wollen, haben wir uns für die bewertenden Adjektive entschieden und weisen explizit auf die Notwendigkeit hin, diese Bewertungen bewusst wahrzunehmen, zu überprüfen und nicht mit dem »ganzen Selbst« zu verwechseln.

BEISPIEL Unser Gegenleser Thorwald Merker entwickelte das Projekt, einen alten Kastenwagen zu einem »Schlafmobil« umzubauen, um damit sich und seiner Frau kostengünstige Urlaubsfahrten nach Skandinavien zu ermöglichen. Während der Umbauphase klagte er in einer der Sitzungen über Schwierigkeiten, Schrauben an engen Stellen im Innenraum zu befestigen. Er berichtete aufgebracht und wütend über die entsprechenden Szenen der vergangenen Tage. Ein Teilnehmer bot seine Unterstützung an: Er könne ihm nicht nur ein für die Zwecke geeignetes Werkzeug empfehlen, sondern auch ausleihen. Ein anderer Teilnehmer sprach daraufhin an, dass er bemerke, dass trotz dieser praktischen Unterstützung noch etwas übrig blieb an Ärger und Unzufriedenheit. Er frage sich, warum das so stark der Fall sei, schließlich bestünde weder aus dem Projekt heraus großer Zeitdruck noch mache die Gruppe gerade Druck. Thorwald nutzte nun die Gelegenheit, offen anzusprechen, dass er während der Arbeiten – aber nicht nur dabei – in Gedanken oftmals seinem gewalttätigen Vater gegenübertrete. Auch gerade eben, als er sein Problem wiedergegeben habe, habe er ihn irgendwie vorwurfsvoll und bedrohlich in seiner Nähe gespürt. Er erinnere sich sehr an Szenen der Abwertung und Sätze wie »Du wirst mit deinen zwei linken Pfoten nie etwas auf die Reihe bekommen«, »Du dämlicher Pfuscher!«. Er erinnere sich auch an Gewalt, der er als Zehnjähriger in der Werkstatt seines Vaters ausgesetzt war, wenn er diesem helfen sollte.
Die Gruppe erarbeitete Strategien, wie Thorwald mit dieser Problematik im Alltag umgehen kann. Diese Strategien wurden nach einer Analyse von Annäherungs- und Vermeidungszielen entwickelt. Unser Patient stellte fest, dass seine heutige Anspannung Ausdruck einer früheren Angst vor Abwertung und Strafe sei. Die Gruppe schlug zunächst »Gegenreden« vor: »Das stimmt nicht, was dein Vater dir einredete.« Dies probierte Thorwald aber bereits seit Jahren mit nur sporadischen Erfolgen – der »alte Herr« habe trotz Gegenreden in seinem Kopf weiterhin ein gewichtiges Wort. Daraufhin schlug ein weiterer Teilnehmer vor, sich die Stimme des Vaters in einer »Darth Vader«-Version vorzustellen. Therapeutisch konnte diese Verfremdungstechnik sehr gut für einen Defusionierungsansatz – bei dem Abstand zu den Gedanken gewonnen wird – nutzbar gemacht und erweitert

werden: »Diese Erinnerungen lösen Druckgefühle aus und (anstatt eines »Aber«) ich spüre auch die Vorfreude auf meine Reisen mit dem Schlafmobil!« Der Inhalt von Gedanken (Qualität) wird von der Realität und Quantität getrennt: Die Realität des Gedankens ist, dass er ein Gedanke ist. Ich kann das eine und das andere denken und fühlen (siehe Abschnitt »Vertiefungen«, S. 90). Diese Methode probierte unser Patient in den nachfolgenden Wochen aus, und es gelang ihm zunehmend, weniger Druck während der Arbeiten an seinem Projekt zu empfinden. Der Transfer dieser Erfahrung auf weitere Alltagshandlungen konnte im weiteren Verlauf mit dem Patienten begonnen werden. ×

Beziehungen: Für sich und andere Sorge tragen

Zielbotschaften: Über Gefühle können wir in Kontakt mit uns selbst und mit anderen Menschen treten. Ein verbesserter Zugang zu unseren Bedürfnissen und Emotionen fördert unsere Fähigkeiten, mit anderen Menschen in Beziehung zu treten. Wir können uns besser mitteilen und entwickeln eine Basis für das Verständnis anderer.

ÜBUNG: **Konstruktiv im Konflikt**

Den Teilnehmern sind die verschiedenen bedürftigen Anteile (psychologische Grundbedürfnisse) aus der Psychoedukation bekannt, die Gruppe hat sich auf vier passende Namen für die thematisierten Anteile geeinigt. Erste übende Erfahrungen mit inneren bedürftigen Anteilen wurden in der Gruppe gemeinsam gemacht. Im Fokus dieser Übung mit erhöhtem Schwierigkeitsgrad steht das Bedürfnis nach vertrauensvollen Beziehungen (Namensvorschlag für den angesprochen Anteil: »Pierre«). Die Übung ist thematisch auf einen Konflikt mit einer anderen Person ausgerichtet. Dieser sollte Situationen außerhalb der Gruppe (Familie, Beziehung, Freunde) betreffen. Es werden unter den Teilnehmern verschiedene Rollen gemäß des »viergeteilten Selbst« vergeben. Ein Patient (Fokuspatient), der einen Konflikt vorstellt, kann dabei vier (!) andere Teilnehmer auswählen und ihnen die entsprechenden Rollen vergeben. Der Fokuspatient trainiert in dieser Übung zunächst, die Perspektiven seiner verschiedenen Anteile (dargestellt durch andere Teilnehmer) zu integrieren und im Hinblick auf das Konfliktthema zu einer Position zu gelangen. Anschließend werden die entsprechenden Vorgänge bezogen auf die andere Konfliktpartei thematisiert.

Die Gruppenteilnehmer unterstützen ihn dabei, den Perspektivenwechsel vorzunehmen und sich in die Bedürfnislagen eines Gegenübers einzufühlen. Bei dieser Übung ist der Gruppenleiter ebenso stark gefordert, Hilfestellungen zur Wahrnehmung eigener Anteile zu geben, wie bei der Hypothesenbildung über aktivierte Anteile eines Gegenübers zu unterstützen (Mentalisierungstraining). Ziele der Übung sind es, die Bedürfniswahrnehmung in Beziehungen und Perspektivenwechsel zu trainieren. Weder die zwingende Lösung eines tatsächlichen Konfliktes außerhalb der Gruppe (Patient mit maximal 50 Prozent Einflussmöglichkeit) noch die Entwicklung »cleverer« Lösungen durch die Gruppe sind Ziele dieser Übung.

Vertiefungsteil

Vertiefungen setzen wir dann ein, wenn sich aus einer Problemstellung heraus ein Anlass dazu anbietet. So können häusliche, berufliche oder andere Aspekte den Ausschlag geben. Anlässe können auch im Verlauf der Projekte entstehen. Die biografische Arbeit in diesem Modul bietet ebenfalls oft die Gelegenheit für Vertiefungen. Dem Patienten, der eine Problemstellung in die Gruppe trägt, danken wir für diese Gelegenheit und passen die Vertiefung gezielt auf seine Problematik an. Die anderen Teilnehmer werden dazu angehalten, an der Lösung des Problems mitzuarbeiten. Die Aufgabe der Gruppenleiterin oder des Gruppenleiters liegt darin, das Gesagte für vergleichbare Problemstellungen anderer Teilnehmer nutzbar zu machen und an deren Lebenslagen anzupassen. Wir stellen hier eine Vertiefungsmöglichkeit des allgemeinen Themas »Emotionsregulation« dar.

BEISPIEL Wir haben bereits im vorigen Abschnitt über das Projekt unseres Gegenlesers Thorwald Merker, einen Kastenwagen umzubauen, berichtet und gingen auf das Problem ein, dass er während der Arbeiten daran von intrusiven Gedanken an seinen Vater geplagt wurde. Wir müssen uns Thorwalds Vater leider als einen zu Jähzorn und Brutalität neigenden Mann vorstellen. Thorwald war bereits zum Zeitpunkt der Vorgespräche zur Gruppenbehandlung über mehrere Monate hinweg durch eine ständige Gereiztheit verunsichert gewesen, die auch seine Frau nur noch schwer ertragen konnte. Wie so oft beim Thema Gesundheit sei es dann auch seine Frau gewesen, die ihm geraten habe, sich professionelle Hilfe zu suchen. Seine Arbeitsstelle hatte er bereits aufgrund der zunehmenden emotionalen Labilität aufgeben müssen. »Auch zur Sicherheit« – wie er mitteilte.

Thorwald stammt aus einer der wirtschaftlich starken Regionen Deutschlands und zählt zu der sogenannten »Baby-Boomer-Generation« – den geburtenstarken Jahrgängen der Nachkriegsgeneration. Um die Jahrtausendwende zog er an die Ostseeküste. Romantische Verklärungen der Zeit des (west-)deutschen Wirtschaftswunders sind ihm fremd. Er bekam stattdessen die autoritäre Kehrseite der Leistungsgesellschaft zu spüren. Während seiner Kindheit waren ihm Bilder und Geschichten von Leben und Reisen mittelalterlicher Seefahrer Fluchtwege vor der Wut seines Vaters. Thorwald ist heute groß gewachsen, drahtig und trägt einen grauen, gepflegten Vollbart. Zu unseren Gruppensitzungen trägt er meist Kleidung und Schuhwerk, mit denen er ausreichend für einen Landgang an unbekannten Küsten ausgerüstet wäre. Von einem Mitpatienten darauf angesprochen, meinte er, sich während unserer Treffen tatsächlich oft wie auf einem »Landgang« an unbekannte, teils vergessene Orte zu fühlen. Thorwalds Probleme im Projektverlauf konnten also auf biografische Elemente zurückgeführt werden. ×

Schilderungen der Gewalt, des Missbrauches und Abwertungen von Kindern durch Erwachsene sind jedoch unabhängig von Zeit, gesellschaftlicher Schicht und Himmelsrichtung leider keine Ausnahme – und wohl jeder und jedem aus dem Arbeitsbereich der Psychotherapie sind derartige Schilderungen aus den Lebensgeschichten von Patientinnen und Patienten unabhängig von »Rang und Namen« oder Geschlecht anvertraut worden. Patienten äußern dann eine – in manchen Fällen berechtigte – Sorge, die einst erlittene Gewalt weiterzugeben; dass sie »so werden könnten wie die Eltern«. Aggression und Gewalt sind Themen, die in der Therapie mit Männern eine besondere Rolle spielen. Das Anliegen, mit eigenen aggressiven Anteilen besser zurechtkommen zu wollen, ist ein wichtiger Motor für die Therapie.

Regulationsebenen »innen, außen und zurück« – Gefühle, Gedanken und Verhalten

Zielbotschaften: Gedanken, Emotionen und Verhalten sind psychologisch unterscheidbare Beschreibungs- und Bewertungsebenen. Sie stehen oft in Beziehung zueinander, aber ihre Verbindung kann bewusst flexibler gestaltet werden. Flexiblere Verbindungen eröffnen uns mehr Entscheidungsspielräume und mehr Möglichkeiten für jeweils situationsangemessene Reaktionen. Daher lohnt es sich, automatisierte Verbindungen von Gedanken, Emotionen und Verhalten zu überprüfen.

Unflexible und automatisiert aktivierte Verbindungen beruhen oft auf ebenfalls automatisierten Bewertungen. Daher sollte bei diesen Bewertungen kritisch hinterfragt werden, ob sie angemessen sind. Gedanken beispielsweise können »nützlich«, »relevant«, »brauchbar« oder »lösungsorientiert« für unsere Ziele sein. Ein Gedanke selbst kann aber z. B. nicht »gefährlich« sein, denn der Inhalt eines Gedankens ist nicht seine Realität, sondern real ist unsere Wahrnehmung eines Gedankens. Das unterscheidet Gedanken fundamental von Verhalten, das von uns und anderen wahrgenommen werden und auf uns und andere einen Effekt haben kann.
Gleiches gilt für Emotionen: Deren Realität liegt in der Wahrnehmung der Gefühlsqualität und körperlichen Komponente dieses Gefühls. Unsere eigenen Gefühle können zunächst einmal von uns als angenehm oder unangenehm wahrgenommen werden. Gefühle kommen und gehen; auch Gefühle sind kein Verhalten, unsere Gefühle sind für uns nicht gefährlich. Verhalten führt zu Effekten außerhalb unserer Person, es ist damit auch in unseren Beziehungen sichtbar und wirkt auf unsere Gedanken und Gefühle zurück. So kann es beispielsweise konstruktive oder zerstörerische Effekte für unsere Umgebung haben. In Beziehungen wird Verhalten von anderen Menschen wahrgenommen und bewertet, z. B. ob es freundlich, feindselig, fair oder gefährlich wirkt. Dabei wird vor allem bewertet, ob unser Verhalten die Grenzen des Gegenübers respektiert.
Da unser Verhalten auf andere einwirkt und auch auf uns selbst zurückwirkt, sollten wir es nach folgenden Kriterien bewerten:

- Respektieren wir die Grenzen eines Gegenübers? (Auf Rückmeldungen achten!)
- Trägt unser Verhalten langfristig zu unseren Zielen bei oder hat es nur einen kurzfristig entlastenden Effekt?
- Was mache ich aus meinen Gefühlen?

Verhalten, das kurzfristig von unangenehmen Gefühlen entlastet, hat in vielen Fällen einen gegenteiligen langfristigen Effekt. Beispielsweise kann eine Beleidigung gegen einen anderen geschleudert uns kurzfristig beruhigen (»Dem habe ich es gezeigt!«), wiederholend und langfristig verlieren wir aber die Fähigkeit, Konflikte konstruktiv zu lösen. Einem Gespräch über ein schwieriges Thema in einer Beziehung aus dem Weg zu gehen, kann kurzfristig entlasten, wiederholend und langfristig verlernen wir aber, Beziehungsprobleme zu lösen. Der Griff zum Alkohol löst kurzfristig Entspannung aus, wiederholend und langfristig verlieren wir aber die Kontrolle über unser Leben.

GRUPPENÜBUNG: Gedanken, Gefühle und Handlungen bewerten

Arbeitsblatt 5 des Logbuches (S. 127) enthält verschiedene Sätze und Bewertungsdimensionen. Die Bewertungsdimensionen spannen dabei individuelle Bewertungsmaßstäbe auf: angenehm bis unangenehm, nützlich bis unnütz, konstruktiv bis destruktiv, freundlich bis feindselig, fair bis unfair und relevant bis irrelevant. Den Sätzen sollen nun die Bewertungsmaßstäbe zugeordnet werden. Diese können unter zwei Aspekten überprüft werden: Ist die zugrunde liegende Dimension (z. B. angenehm bis unangenehm) angemessen? Ist die individuelle Reaktion (Gedanken, Gefühle), also der Sollwert, angemessen? Übungsanlässe können darüber hinaus spontan im Verlauf der Gruppentherapie aufgesucht werden. Mit dem Arbeitsblatt kann auch allein zwischen den Gruppensitzungen geübt werden.

BEISPIEL Ein Patient schaut sich die Bewertungsmaßstäbe an und versucht herauszufinden, ob es als gefährlich oder ungefährlich einzustufen ist, wenn ihm eine Sache misslingt.

PATIENT: »Wenn etwas nicht gleich funktioniert, dann rege ich mich wieder den ganzen Tag lang auf, das will ich nicht.«

THERAPEUTIN: »Prüfen Sie für sich einmal, ob auf das, was Sie gerade beschreiben, die Bewertung ›gefährlich oder ungefährlich‹ durch ›angenehm oder unangenehm‹ ersetzt werden könnte.«

PATIENT: »Ja, das passt besser. Wenn ich mich aufrege, dann ist das unangenehm.«

THERAPEUTIN: »Wenn es unangenehm ist, sich aufzuregen, dann liegt es auch nahe, nach einem Anlass zu suchen, der ein unangenehmes Gefühl auslöst. Zum Beispiel, weil ich mich in Gedanken selbst kritisiere. Wenn es gefährlich wäre, dann müssten wir nach einer Sie real bedrohenden Situation oder Person Ausschau halten. Was liegt näher?«

PATIENT: »Ich verstehe, ich könnte meinen Anspruch an mich selbst überprüfen. Ich unterbreche Selbstgespräche, in denen ich mich selbst bestrafe, wenn etwas nicht gleich und sofort funktioniert.« ×

GRUPPENÜBUNG: Faire Kritik

Diese Übung schließt an die Übung »Fair Play« aus dem Modul A an (siehe S. 60). Dort wurde ein fairer Umgang mit eigenen Fehlern trainiert. In dieser Übung wird das Gelernte auf zwischenmenschliche Situationen übertragen: Nur Verhalten sollte kritisiert werden – nicht die Person!

Als Übungsbeispiele bieten sich reale Erlebnisse an, die im Rollenspiel nachgebildet werden. Erleichtert wird das Vorgehen, wenn zu Beginn eine

Situation ausgewählt wird, in der ein Teilnehmer unfair behandelt wurde, und das Rollenspiel dem »nicht anwesenden Angreifer« vormacht, wie faire Kritik funktioniert. Wenn die Methode auf die eigene Person angewandt wird, dann werden Situationen nachgestellt, in denen Teilnehmer die Grenzen zum Persönlichen überschritten haben. Alternativ leiten Sie zur Übung an naheliegenden Beispielen an, die jeweils an Schwierigkeit zunehmen: eine verbale Auseinandersetzung auf einem Parkplatz um eine Parklücke, ein Konflikt mit einem Bekannten oder Kollegen, ein Konflikt in der Beziehung. Wir empfehlen Ihnen, an dieser Stelle sehr deutlich darauf hinzuweisen, dass insbesondere, wenn es um Erziehungsaufgaben von Eltern gegenüber Kindern geht, geboten ist, die Kritik auf der Verhaltensebene zu belassen. Biografischen Erfahrungen von Teilnehmern mit verletzender Kritik durch die eigenen Eltern kann an dieser Stelle Raum gegeben werden – messen Sie hierbei den dadurch aktualisierten Gefühlen Bedeutung bei.

GRUPPENÜBUNG: Was ich fühle, ist eine Sache – was ich daraus mache, eine ganz andere

In dieser Übung sollen Patienten erleben, dass automatisierte Kopplungen zwischen Gefühlen und Verhalten von ihnen selbst beeinflusst werden können – auf diese Weise wird das Kontrollerleben gesteigert. Die Hemmung dysfunktionalen Verhaltens soll dabei aber zugleich mit dem Aufbau funktionalen Verhaltens einhergehen. Die Entkopplung kann Zeit und Möglichkeit verschaffen, sich selbst darin zu bestärken, dass das, was gerade passiert, seine Richtigkeit hat: Warum empfinde ich so, was ist mir gerade wichtig? Bestenfalls regt dies zu konstruktiven Lösungsansätze an: Was kann ich konkret unternehmen, ohne mir oder anderen zu schaden? Unseren Fokus legen wir auf die Kopplung von Wut und verbal aggressivem Verhalten. Oftmals thematisieren Gruppenteilnehmer dies als eines ihrer Probleme im Verlauf der Therapie. Sie berichten von einer Situation aus den zurückliegenden Tagen, die in ihnen Wut auslöste. Diese Situation wird imaginativ oder im Rollenspiel aktualisiert. Die Aufgabe besteht darin, ein alternatives Verhalten auszuprobieren, das aggressivem Verhalten genau entgegengesetzt ist. Es bieten sich beispielsweise an, freundliche Bemerkungen an sich selbst zu formulieren – an sich ein Kompliment zu richten, ein schönes Bild abzurufen, zu lächeln, eine Melodie zu summen (vielleicht auch nur im Geiste), eine entspannte Körperhaltung einzunehmen – oder dem Gegenüber ein freundliches Wort zu schenken. Lassen Sie die Teilnehmer verschiedene Varianten ausprobieren und diskutieren Sie mit ihnen die Vor- und Nachteile.

Halten Sie dazu an, die jeweils für sich passende Methode zu entwickeln. Betonen Sie, dass es darum geht, die eigene Wut ernst zu nehmen und nach der Entkopplung von aggressiven Verhaltensweisen auf die Wut (und den sich darüber bemerkbar machenden bedürftigen Anteil) zurückzukommen – die Teilnehmer prüfen nochmals den Anlass dieses Gefühls und sprechen z. B. in einer Beziehung an, was zum Ärger geführt hat. Wir arbeiten häufig erfolgreich mit den »humorvollen Varianten«: lächeln, Lied summen. Als Verhaltensweisen sind sie sowohl Aggressionen als auch Ängsten entgegengesetzt. Da Aggression oftmals als Sekundäremotion zur Primäremotion Angst auftritt, lässt sich damit auf beide stressassoziierten Emotionen und gebahnten Verhaltensweisen einwirken.

Beispielhafte Instruktion: Wut bahnt aggressive Verhaltensweisen. Wenn unsere körperliche Unversehrtheit bedroht ist, stellt aggressives Verhalten (verbal wie nonverbal) ein Mittel der Selbstverteidigung dar und kann im Rahmen der »Verhältnismäßigkeit der Mittel« als sinnvoll bezeichnet werden. Oftmals fühlen wir uns jedoch in übertriebener Weise bedroht, z. B. nehmen wir Kritik sehr persönlich und haben den Eindruck, uns sofort aggressiv zur Wehr setzen zu müssen. Aggressives Verhalten – auch verbal aggressives Verhalten – kann bei anderen Personen schwere Schäden verursachen, zu Beziehungszerwürfnissen führen und schließlich uns selbst schaden. Es kann also sehr von Vorteil sein, die Kopplung zwischen Wut und Verhalten zu flexibilisieren. Eine besonders effektive, aber gleichzeitig sehr herausfordernde Methode stellt die Aktivierung eines gegenteiligen Verhaltens dar. Dabei ist zu beachten, dass es nicht darum geht, sich die Wut als Gefühl zu verbieten, sondern aggressives Verhalten auszubremsen, um mehr Zeit dafür zu haben, eine bessere Lösung für ein Problem zu finden. Damit die Methode auch bei »sehr heißen Emotionen« funktioniert, ist es wichtig, sie sehr oft an »lauwarmen Emotionen« zu üben und damit die Wahrscheinlichkeit zu erhöhen, sich auch bei starker Wut an sie zu erinnern und anwenden zu können.

Abschlussmodul

Für den Therapieabschluss werden in der Regel drei Sitzungen benötigt. Wie in jeder anderen Gruppentherapie können emotional belastende Themen wie »Abschied« oder »Verlust« im Raum stehen oder mitunter auch ein

Rückzugsverhalten der Patienten auftreten. Sprechen Sie diese Themen am besten vor der Abschlussphase an und bieten Sie so frühzeitig Raum, diesen und anderen mit dem Therapieende verbundenen Aspekten Geltung zu verschaffen. Die Themen »Abschied« und »Verlust« gehören zu den emotional bedeutsamsten Themen in jedem Leben. Die Therapie eröffnet hier einen gemeinschaftlichen Erfahrungsraum.

Projektauswertungen und Transfer

Die Projekte dienen der Verhaltens- und Ressourcenaktivierung, dem verbesserten Zugang zu Bedürfnissen und Affekten und der Förderung des Austausches darüber in der Gruppe. Demzufolge stellen diese Prozesse auch therapeutische Zielgrößen für Feedback an die Teilnehmer dar. Achten Sie beim Feedback darauf, dass es sich auf das Verhalten begrenzt. Offene Fragen und schrittweise konkretisierende Fragen über diejenigen Veränderungsprozesse und Inhalte, die Teilnehmer gern über den Therapiezeitraum eigenverantwortlich fortsetzen wollen, fördern den Transfer. Um den Transfer sicherzustellen, können neue Zielabsprachen über den Therapieprozess hinaus geeignet sein, die Selbstmanagementfähigkeiten der Patienten zu erhalten. Diese Methode ist den Teilnehmern aus dem bisherigen Therapieverlauf bekannt.

Die Projekte boten eine Vielzahl an Möglichkeiten, externale Stressoren aus dem »prallen Alltagsleben« (z. B. Zeitkonflikte, Verpflichtungen, Abhängigkeiten), innerpsychische Stressoren (z. B. Verzweiflung, Erwartungsängste, Leistungsdruck) sowie bisherige und neu entwickelte Copingstrategien zu thematisieren. Die bewusste Wahrnehmung innerer Bedürfnislagen und die anstrengende und zugleich erfüllende Aufgabe, für sich und andere gut zu sorgen, mit neuem Vertrauen in die eigenen Fähigkeiten anzugehen, stellen die wichtigste Transferebene des Ansatzes dar. Wenn Teilnehmer mit einem Augenzwinkern bereit sind, die »volle Katastrophe des Lebens« (Kabat-Zinn 2013) wieder anzunehmen, in ganz kleinen oder größeren Schritten, dann haben die Gruppenteilnehmer zusammen jeweils erfolgreich an ihrer Gesundung gearbeitet. Mit einer abschließenden Imaginationsübung wird an das Modul B und die Fähigkeit zur Mentalisierung eigener bedürftiger Anteile angeschlossen.

ÜBUNG: Abschlussimagination

Schließen Sie die Augen, atmen Sie tief ein und aus.

Vor Ihrem »inneren Auge« entsteht ein Haus. Sie stehen davor. Falls Sie zunächst verschiedene Häuser sehen oder gar keines, ist das völlig in Ordnung. Lassen Sie Details des Hauses auf sich wirken: Farbe, Größe, Eingangstür, Treppe zur Tür ... Auch, wenn Sie dieses Haus noch nie zuvor gesehen haben sollten, es kommt Ihnen doch sehr vertraut vor. Ihnen wird bewusst, dass es Ihr ganz eigenes Haus, das Zuhause Ihrer Seele ist.

(Pause)

Sie gehen ein paar Stufen hinauf zur Eingangstür. Diese lässt sich von Ihnen problemlos öffnen. Nur Sie können diese Tür öffnen.

Sie treten ein und befinden sich in einem geräumigen Flur, von dem vier Zimmer ganz ohne Türen abgehen. Lassen Sie die angenehme Farbe des Flures, den vertrauten Geruch, die Ruhe auf sich wirken.

(Kurze Pause)

Sie gehen auf das erste Zimmer zu. Über dem Durchgang finden Sie auf einem Metallschild Ihren Namen eingraviert: In diesem Raum erwarten Sie Erinnerungen an Freude und Vergnügen. Sie treten ein und in dem geräumigen Zimmer finden Sie Fotos und Filmprojektionen derjenigen Situationen Ihres Lebens, in denen Sie vergnügt, fröhlich und ausgelassen waren. Sie blicken auf ein Bild, welches Sie selbst lachend zeigt. Lassen Sie diesen Raum, die Erinnerungen und das Gefühl des Raumes auf sich wirken.

(Kurze Pause)

Sie gehen zurück auf den Flur und wenden sich dem zweiten Raum zu. Wieder blicken Sie auf ein Metallschild über dem Portal. Auf diesem steht erneut Ihr Name. In diesem Raum erwarten Sie Erinnerungen und Gefühle zu Situationen und Ereignissen, die Sie ganz maßgeblich selbst herbeigeführt haben. Im Raum finden Sie wieder Bilder und Filmvorführungen. Sie lassen die Szenen und Ereignisse und vor allem die Gefühle auf sich wirken. Es sind Ereignisse, die Sie selbst bewirkt haben. Hier haben Sie entschieden. Manches ging gut, anderes klappte nicht. Aber immer war es ganz maßgeblich Ihre Entscheidung, die zu dem Ereignis geführt hatte.

(Kurze Pause)

Sie lassen die Gefühle im Raum und treten wieder auf den Flur.

Über dem dritten Portal erwartet Sie abermals Ihr Name auf einem Metallschild. Im Raum finden Sie Bilder, Töne, Musik und Filmszenen, die Ihre Erinnerungen an stolze Momente Ihres Lebens enthalten. Sie haben viel geleistet. Jeder Zweifel daran verflüchtigt sich hinaus aus dem Raum. Sie lassen die Szenen auf sich wirken. Sie lassen die guten Gefühle auf sich wirken.

(Kurze Pause)

Dann treten Sie aus dem Raum heraus und gehen zum vierten Zimmer. Ihr Name auf dem Schild steht für Ihre gelungenen und guten Beziehungen im Leben. Sie treten ein und an den Wänden finden Sie Erinnerungen an Menschen, die Ihnen Wärme, Aufmerksamkeit und Trost spenden. Zugleich Erinnerungen an diejenigen Menschen, denen Sie so vieles geben wollen oder bereits gegeben haben. Lassen Sie die Emotionen dieses Raumes so intensiv wie möglich auf sich wirken.

(Kurze Pause)

Entscheiden Sie dann, welche der gerade empfundenen Gefühle Sie mitnehmen wollen, und gehen Sie zurück auf den Flur des Hauses.

Sie wenden sich in Richtung Eingangstür und werden sich bewusst, dass Sie im Haus Ihrer Seele Ihr Zuhause haben. Wenn Sie in die Welt hinaus, in den Alltag treten, dann ist dieses Zuhause immer in Ihnen.

(Kurze Pause)

Kommen Sie langsam und in aller Ruhe in diesen Raum zurück und öffnen Sie Ihre Augen.

Die letzte Sitzung

Die letzte Sitzung kann ein besonderer Moment sein. Oftmals äußern Patienten den Wunsch, diese Sitzung besonders zu gestalten. Hier ist die Eigeninitiative der Gruppenmitglieder gefragt. Nutzen Sie diese Sitzung darüber hinaus für offene und standardisierte Rückmeldungen und damit zur Qualitätssicherung. Im Logbuch finden Sie hierzu Vorschläge (siehe S. 132).

Auf Wiedersehen?

Therapeutinnen und Therapeuten haben die Aufgabe, sich im Leben ihrer Patienten überflüssig zu machen. Das unterscheidet eine Therapiebeziehung grundsätzlich von Freundschaften und anderen Beziehungen im Leben. Falls es Patienten gelingt, über den Gruppenzeitraum untereinander Freundschaften zu schließen, finden wir das sehr willkommen. Wir weisen aber unsere Patienten darauf hin, sich untereinander keinen Druck aufzubauen. Jeder Teilnehmer hat nach der Therapie das Recht, »seiner Wege zu gehen«.

Wir weisen unsere Patienten weiter darauf hin, sich bei eventuellen Treffen untereinander oder Kontakten über elektronische soziale Netzwerke nicht zu therapieren, sondern das in der Therapie Erlernte jeweils für sich selbst anzuwenden.
Treffen zwischen ehemaligen Patienten und Gruppenleiter erlauben sich aus unserer Sicht nur mit einem fachlichen Anlass: etwa zu Zwecken der Katamnese (Abschlussbericht). In Ausnahmen ist es auch möglich, dass ehemalige Patienten zu neuen Gruppendurchgängen hinzustoßen, wenn die Teilnehmer einverstanden sind, um von ihren Erfahrungen zu berichten. Darauf weisen wir unsere Patienten im Rahmen unserer Fürsorgefunktion zum Ende des Therapiezeitraumes hin. Mitunter entstehen über den Zeitraum eines Jahres Erwartungen an Ihre Person, die wir Ihnen empfehlen, entsprechend freundlich und professionell zu begrenzen. Der Hinweis auf die prinzipiell unterschiedliche Funktionslogik zwischen einer Therapiebeziehung und einer Freundschaft trifft auf das wohlwollende Verständnis Ihrer Patienten.

Diskussion

Das war jetzt ganz schön viel Stoff – was sagen unsere Gegenleser dazu? Fehlt noch etwas? Was hat ihnen inhaltlich besonders gefallen? Mit welchen Methoden konnten sie nicht so viel anfangen?

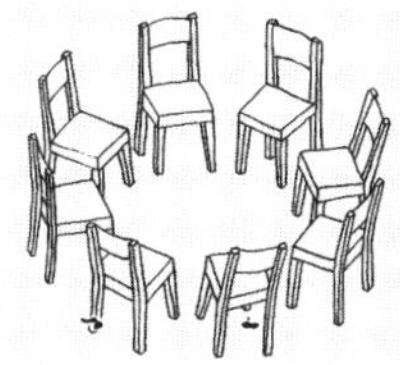

Um in das Themengebiet der psychologischen Grundbedürfnisse einzusteigen, hatten wir Ihnen zu Beginn Informationen zum Thema gegeben. Wir haben an dieser Stelle als Therapeuten manchmal die Sorge, dass eine Sitzung, die wir mit Psychoedukation verbringen, unsere Patienten zu sehr an Schulunterricht erinnert …

TIMM PAULS: Ich kann mir gut vorstellen, dass manche Patienten das erst einmal mit Schulunterricht verwechseln, weil es mir genauso ging. Nur Frontalunterricht bringt da nicht viel. Ich finde, dass Ärztinnen und Therapeuten von Beginn an klarmachen sollten, dass sie die Informationen nicht geben, damit irgendwas auswendig gelernt wird.

THORWALD MERKER: Wir hatten mit den Informationen über Bedürfnisse eine gute Grundlage, um weiterzumachen. Das Thema ist ja am Anfang auch irgendwie schwammig. Grundbedürfnisse: Ich hatte da erst mal an Einkommen, Arbeit, Essen und so weitergedacht. Aber klar, mit dem Schwerpunkt auf »psychologische Grundbedürfnisse« wurde dann das eigene Innenleben thematisiert. Wenn einer arbeitslos wird, ist ja der angegriffene Stolz manchmal mehr das Problem als das Geld.

MARC SUND: Ich fand es sehr hilfreich, das Thema mit den psychologischen Bedürfnissen gleich zu Beginn anzusprechen. Mir fiel es auch leichter, das Thema zu verstehen, weil es erst mal an körperlichen Bedürfnissen wie Essen, Schlafen und so weiter erklärt wurde. Ich kann mich noch gut an das Beispiel mit dem Luftanhalten erinnern. Über das Thema Bedürfnisse konnte ich mir dann auch viel besser vorstellen, was ich mit meinem Projekt machen wollte.

THORWALD MERKER: Deswegen war es auch gut, das in wenige Bedürfnisse aufzuteilen. Damit konnte ich erst mal etwas anfangen und mich damit identifizieren. Wer will, kann es sich ja später immer noch komplizierter machen. Wobei ich schon sagen muss, dass das mit dem Vermeiden und Annähern an eigene Bedürfnisse recht anspruchsvoll war. Gar nicht so sehr, es zu verstehen, sondern auf sich selbst zu beziehen, hat mich viel Zeit und Kraft gekostet. Ich denke aber, dass es sich unbedingt gelohnt hat.

Wir haben versucht, Ihnen das Thema Grundbedürfnisse möglichst erlebbar und konkret zu gestalten. Ist uns das etwas gelungen?

MARC SUND: Ich hatte mich zu Beginn schon etwas schwer damit getan. Die Übung mit dem Kirschkernspucken empfand ich erst mal ganz witzig. Aber ich wusste noch nicht so richtig, was das Ganze sollte. Vielleicht sollte das am Anfang besser erläutert werden, dass es zum Thema Bedürfnisse gehört. Dann war ich aber schon erstaunt bei der Auswertung, was wir da alles draus gemacht haben. Das war schon spannend, bei mir selbst und bei den anderen herauszufinden, welcher Anteil gerade aktiv ist.

TIMM PAULS: Das mit den verschiedenen Namen für die Bedürfnisse hat mir sehr geholfen, den Überblick zu behalten. Und es hat sogar etwas Spaß gemacht. Vielleicht ist es wichtig, dass man es mit dem Spaß darüber nicht übertreibt. Ist ja an sich auch eine ernsthafte Sache, sich um seine Bedürfnisse zu kümmern.

THORWALD MERKER: Ich fand das auch ganz gut. Ich hatte nur das Problem, die Namen ständig wieder zu vergessen. Aber mit dem Logbuch gibt es ja eine Möglichkeit, sich etwas zu notieren und zwischen den Sitzungen damit weiterzuarbeiten.

Wie haben Sie das Thema Teilnehmerprojekte erlebt? Die sollen ja der »rote Faden« über den Therapiezeitraum sein.

TIMM PAULS: Ich tat mich eine ganze Zeit lang sehr schwer damit, ein Projekt zu entwickeln. Insgesamt fand ich das aber sehr spannend, bei den anderen und bei mir selbst die Projekte zu verfolgen.

THORWALD MERKER: Über mein Projekt ergaben sich so einige Gelegenheiten in der Gruppe, über meine Themen zu sprechen. Ganz zu Beginn hatte ich das nicht vermutet. Ich war sehr überrascht, wie das funktionierte. Aber ich denke, es lag daran, dass es dann ganz konkrete Anlässe bei mir und den anderen gab, über solche Probleme zu sprechen.

MARC SUND: Wichtig ist vielleicht, dass kein Druck entsteht, ein Projekt unbedingt durchziehen zu müssen. Es gab ja auch in unserer Gruppe jemanden, der fast bis zum Schluss noch kein Projekt hatte. Aber das konnten alle gut nachvollziehen, und am Ende hatte er eine Idee, die ihm gefiel.

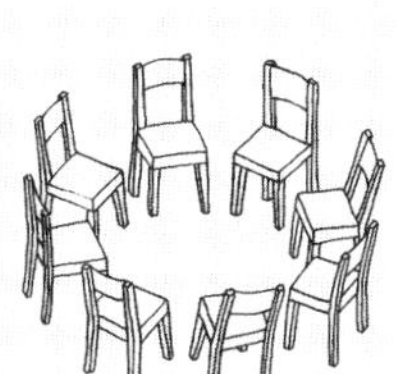

Danksagung

Unser herzlicher Dank gilt den Menschen, deren Unterstützung dieses Projekt erst ermöglicht hat. An erster Stelle ist hier das Engagement der Gruppenteilnehmer zu würdigen. Ihre Rückmeldungen, manchmal formalisiert, oft launig und spontan, sind für unsere Arbeit und für uns persönlich ausgesprochen wertvoll und lehrreich gewesen.

Wir sind Frau Grit Vater zu sehr großem Dank verpflichtet. Während der ersten Gruppendurchgänge auf der Insel Rügen war sie nicht allein als »Co-Therapeutin« unverzichtbar, sondern gerade in ihrer Fähigkeit, den Männern (inklusive Therapeuten) um sich herum beherzt Mut zu machen, unschlagbar.

Wir bedanken uns ganz herzlich beim Psychiatrie Verlag für die Unterstützung dieses Buchprojekts und hier ganz besonders bei Frau Klünter für ihr sensibles und verständnisvolles Lektorat.

Anhang

Vorschlag zur Sitzungsstruktur

Sitzungsnummer	Modulschwerpunkt	Inhalte / Prozesse
1–3	Start / A	Projekte initialisieren helfen / Annäherungsziele entwickeln / Problembereiche identifizieren
4–7	B / A	Bedürfnisbereiche kennenlernen, Neugier für innerpsychische Prozesse fördern / Projektideen begleiten
8–12	B / A	Bedürfnisebene und Problembereiche verbinden, biografischen Aspekten Raum geben / Projektverläufe einbinden
13–17	B / A	Vertiefungen anhand Teilnehmerinteressen an Bedürfnisbereichen ausrichten, Projektverläufe einbinden, Vertiefungen zur Unterstützung der Projektverläufe nutzen
18–21	A / B	Projektstände begleiten, würdigen, Erfahrungen auswerten, Selbstsorge fördern
22–25	Abschluss	Transfersicherung, Qualitätssicherung, Abschied nehmen

Literaturverzeichnis

BRANDSTETTER, S.; DODOO-SCHITTKO, F.; SPEERFORCK, S.; APFELBACHER, C.; GRABE, H. J.; JACOBI, F.; HAPKE, U.; SCHOMERUS, G.; BAUMEISTER, S. E. (2017): Trends in non-help-seeking for mental disorders in germany between 1997–1999 and 2009–2012: A repeated cross-sectional study. In: Social Psychiatry and Psychiatric Epidemiology, 52 (8), S. 1005–1013.

BROOKS, G. (1998): A new psychotherapy for traditional men. San Francisco: Jossey-Bass.

BÜHRING, P. (2013): Männer und Psychotherapie: Spezifische Angebote für Männer. In: Deutsches Ärzteblatt (PP), 12, S. 299.

CORRIGAN, P. (2004): How stigma interferes with mental health care. In: American Psychologist, 59 (7), S. 614–625.

DE CERVANTES, M. (2016): Don Quijote von der Mancha. Gesamtausgabe in einem Band. Neu übersetzt von Susanne Lange. München: dtv.

ELLIS, A. (1993): Grundlagen und Methoden der Rational-Emotiven Verhaltenstherapie. München: Pfeiffer.

EPSTEIN, S. (2016): Cognitive-experiential theory. An integrative theory of personality. Oxford: Oxford University Press.

FREEMAN, D.; FREEMAN, J. (2013): The stressed sex. Uncovering the truth about men, women, and mental health. Oxford: Oxford University Press.

GRAWE, K. (1998): Psychologische Therapie. Göttingen: Hogrefe.

GRAWE, K. (2004): Neuropsychotherapie. Göttingen: Hogrefe.

GRAWE, K.; GRAWE-GERBER, M. (1999): Ressourcenaktivierung. Ein primäres Wirkprinzip der Psychotherapie. In: Psychotherapeut, 44 (2), S. 63–73.

HOLZINGER, A.; FLORIS, F.; SCHOMERUS, G.; CARTA, M. G.; ANGERMEYER, M. C. (2012): Gender differences in public beliefs and attitudes about mental disorder in western countries: A systematic review of population studies. In: Epidemiology and Psychiatric Sciences, 21 (1), S. 73–85.

KABAT-ZINN, J. (2013): Full catastrophe living, revised edition: how to cope with stress, pain and illness using mindfulness meditation. London: Piatkus.

KANFER, F. H.; REINECKER, H.; SCHMELZER, D. (2012): Selbstmanagement-Therapie. Berlin Heidelberg: Springer.

KISELICA, M. S.; ENGLAR-CARLSON, M.; HORNE, A. M. (2016): Counseling troubled boys. A guidebook for professionals. Abingdon: Routledge.

Link, B. G.; Phelan, J. C. (2001): Conceptualizing stigma. In: Annual Review of Sociology 27, S. 363 – 385.

Locke, E. A.; Latham, G. P. (1990): A theory of goal setting and task performance. New York: Prentice Hall.

Marwitz, M. (2016): Verhaltenstherapeutische Gruppentherapie: Grundlagen und Praxis. Göttingen: Hogrefe.

Möller-Leimkühler, A. M. (2016): Vom Dauerstress zur Depression: Wie Männer mit psychischen Belastungen umgehen und sie besser bewältigen können. Munderfing: Verlag Fischer & Gann.

Reiss, N.; Vogel, F.; Knörnschild, C. (2016): Schematherapie bei Patienten mit aggressivem Verhalten. Ein Therapieleitfaden. Göttingen: Hogrefe.

Rüsch, N.; Corrigan, P. W.; Waldmann, T.; Staiger, T.; Bahemann, A.; Oexle, N.; Wigand, M.; Becker, T. (2018): Attitudes toward disclosing a mental health problem and reemployment: a longitudinal study. In: The Journal of Nervous and Mental Disease, 206 (5), S. 383 – 385.

Rüsch, N.; Mälzer, A.; Oexle, N.; Waldmann, T.; Staiger, T.; Bahemann, A.; Wigand, M. E.; Becker, T.; Corrigan, P. W. (2019): Disclosure and quality of life among unemployed individuals with mental health problems: a longitudinal study. In: The Journal of Nervous and Mental Disease, 207 (3), S. 137 – 139.

Schnyder, N.; Panczak, R.; Groth, N.; Schultze-Lutter, F. (2017): Association between mental health-related stigma and active help-seeking: systematic review and meta-analysis. In: The British Journal of Psychiatry, 210 (4), S. 261 – 268.

Schomerus, G.; Matschinger, H.; Angermeyer, M. C. (2009): Attitudes that determine willingness to seek psychiatric help for depression: a representative population survey applying the Theory of Planned Behaviour. In: Psychological Medicine, 39 (11), S. 1855 – 1865.

Schomerus, G.; Angermeyer, M. C.; Baumeister, S. E.; Stolzenburg, S.; Link, B. G.; Phelan, J. C. (2016): An online intervention using information on the mental health-mental illness continuum to reduce stigma. In: European Psychiatry, 32, S. 21 – 27.

Schomerus, G.; Matschinger, H.; Angermeyer, M. C. (2014): Causal beliefs of the public and social acceptance of persons with mental illness: a comparative analysis of schizophrenia, depression and alcohol dependence. In: Psychological Medicine, 44 (2), S. 303 – 314.

Stiehler, M. (2010): Der Männerversteher. Die Neuen Leiden des starken Geschlechts. München: C.H. Beck.

Stolzenburg, S.; Freitag, S.; Schmidt, S.; Schomerus, G. (2018): Associations between causal attributions and personal stigmatizing attitudes in untreated persons with current mental health problems. In: Psychiatry Research, 260, S. 24–29.

Süfke, B. (2010): Männerseelen: Ein psychologischer Reiseführer. Düsseldorf: Patmos.

Wampold, B. E.; Zac, E. I.; Flückiger, C. (2018): Die Psychotherapie-Debatte. Was Psychotherapie wirksam macht. Göttingen: Hogrefe.

Watkins, E. R. (2008): Constructive and unconstructive repetive tought. In: Psychological Bulletin, 134 (2), S. 163–208.

LOGBUCH

von ....

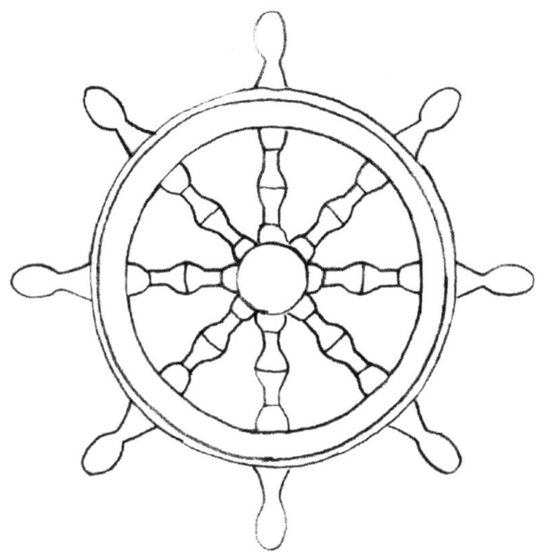

Mein persönliches Projekt

Meine Gedanken

Materialien und Aufgabenblätter

Messstation (Feedbackbögen)

Zur Arbeitsweise mit dem Logbuch

Verbindlichkeit

Ähnlich wie auf einem Schiff dient Ihr Logbuch dazu, Ereignisse, Aufgaben und Prozesse im Therapieverlauf zu dokumentieren.

Ähnlich wie auf einem Schiff sind Eintragungen notwendig und verbindlich, um den Verlauf besser verstehen und beeinflussen zu können.

Das Logbuch hat den ganz praktischen Nutzen, dass alle Therapieunterlagen an einem zentralen Ort verfügbar bleiben.

Freiheit

Anders als auf einem Schiff bietet dieses Logbuch viel Freiheit für eigene Gedanken und das Experimentieren mit Ideen, Vorschlägen und Aktivitäten.

Das Logbuch besteht aus vier Teilen:

- Großen Raum nimmt die Dokumentation des »persönlichen Projekts« ein. Hier finden Sie eine Anleitung, wie Sie ein eigenes Projekt entwickeln können. Sie erhalten Raum für eigene Ideen, Planungen und die Möglichkeit, den Projektverlauf zu dokumentieren.

- Raum für Gedanken, Ideen, Beschreibungen von Tagesereignissen oder ihre eigenständige Vor- und Nachbereitung der Therapiesitzungen besteht auch unabhängig vom Projekt. Es bietet sich an, den Raum im Logbuch dafür nach eigenen Vorstellungen zu nutzen und gegebenenfalls mit zusätzlichen Blättern zu ergänzen. Kurzum: Sie können Ihr Logbuch als Tagebuch verwenden.

- Im Therapieverlauf werden Sie einige Materialien erhalten. Entweder aus der jeweiligen Gruppensitzung oder als Teil einer Aufgabe für die Zeit zwischen den Sitzungen. Diese Materialien stehen zu Beginn noch nicht vollständig bereit, da wir als Gruppe die Therapie steuern und Sie Ihre eigenen Interessen und Themen einfordern. Diese Therapiematerialien gehören auch in Ihr Logbuch, damit Sie später darauf zugreifen können.

- Am Ende Ihres Logbuchs gibt es eine Messstation mit Feedbackbögen. Mit diesen Instrumenten ist es uns möglich, den Verlauf Ihrer Symptomatik über einen längeren Zeitraum zu beobachten und mit Ihnen gemeinsam auszuwerten, aber auch die Qualität unseres Vorgehens zu sichern.

Teil 1
MEIN PERSÖNLICHES PROJEKT

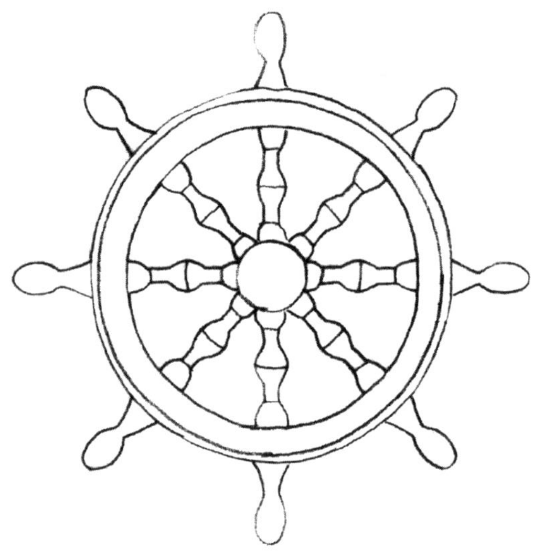

Was verstehen wir unter einem persönlichen Projekt in der Therapie?

Mit diesem zentralen Therapiebaustein wird ein persönlich gesetztes Ziel innerhalb des Therapiezeitraumes entwickelt und umgesetzt.

Dieses Ziel ist therapiewirksam, wenn es drei Bedingungen erfüllt:

- Es ist für Sie relevant.
- Es ist realistisch erreichbar.
- Es stellt eine Herausforderung dar.

Was kann ein konkretes Projekt in der Therapie (und darüber hinaus) sein?

Nutzen Sie zur Beantwortung dieser Frage die Imaginationsübung zur Projektentwicklung sowie unsere einfach aufgebaute Projektmaschine (Arbeitsblatt 1).

Eine Imaginationsübung zur Projektentwicklung

Eine Übung für zu Hause:

Nehmen Sie sich etwa zwanzig Minuten Zeit. Suchen Sie sich einen Ort, eine Uhrzeit, eine Gelegenheit für die Übung. Lesen Sie sich den Text in Ruhe durch und schließen Sie nach dem Lesen der einzelnen Textteile in der Pause für etwa eine halbe Minute die Augen. Wenn Sie mögen, notieren Sie sich Ihre Erfahrungen mit der Übung kurz.

Wenn Sie dazu bereit sind, dann schließen Sie Ihre Augen. Atmen Sie in Ruhe und nach Ihrem eigenen Tempo ein und aus. Atmen Sie in den Bauch hinein. Beobachten Sie das Ein- und Ausströmen der Atemluft an Ihren Nasenflügeln, das Heben und Senken des Brustkorbes und der Bauchdecke. Wiederholen Sie es dreimal.

(Pause)

Noch sind wir ganz zu Beginn unserer gemeinsamen Arbeit in der Gruppe. Mit geschlossenen Augen stellen Sie sich jetzt dennoch bereits Ihren Abschlusstermin mit dieser Gruppe vor. Sie werden in diesem nun bekannten Raum sitzen, die Jahreszeit wird dieselbe sein, vielleicht sitzen Sie auch wieder auf dem gleichen Stuhl wie jetzt. Sie haben mit uns ein Jahr lang intensiv zusammengearbeitet. Die Stimmung in der Gruppe ist gelöst und locker. Man(n) kennt sich eben bereits. Sie blicken auf ein gemeinsames gutes Stück Arbeit und eine abwechslungsreiche gemeinsame Zeit zurück.

(Pause)

In unserer Abschlusssitzung werten Sie für sich aus, ob Sie die gemeinsame Arbeit vorangebracht hat, ob Sie ganz persönlich etwas von den Gruppensitzungen hatten und etwas für sich in Ihren Alltag mitnehmen können. Stellen Sie sich in diesem Moment vor, wie es sich anfühlt, mehr Zuversicht zu spüren, mehr Zufriedenheit zu empfinden, mehr Vertrauen in die eigenen Fähigkeiten zu haben, sich selbst ein Freund zu sein, das eigene kostbare Leben wertzuschätzen. Ihre Stimmung ist ausgeglichen.

(Pause)

In der Gruppe besprechen wir die »Hoch- und Tiefphasen« des zurückliegenden Jahres. Ihre Aufmerksamkeit richtet sich an einigen wichtigen Worten aus: Anfang, Mut, Ideen, Ziele, Machen, Stolz auf etwas. Sie erinnern sich daran, wie Sie sich anfangs noch etwas unsicher und dann immer mutiger über Ihr eigenes Projekt in der Gruppe austauschten. Sie denken daran, dass es zu Beginn allen so erging wie Ihnen. Sie denken daran, wie es Ihnen Schritt für Schritt immer leichter fiel, eine selbst gestellte Aufgabe in Angriff zu nehmen. Dass Sie auch andere Teilnehmer mit Rat und Tat unterstützen konnten und Unterstützung erfahren haben. Lassen Sie das gute Gefühl auf sich wirken, das sich einstellt, wenn Sie etwas bewegen, voranbringen, eine konkrete Veränderung in Ihrem Alltag bewirken. Erinnern Sie sich daran, wie es sich anfühlt, selbst zu bestimmen, wie und wann Sie etwas in Angriff nehmen. Lassen Sie den Gedanken zu, ein ganz eigenes Ziel zu haben, ein ganz persönliches Anliegen schrittweise umzusetzen. Folgen Sie dem Gedanken, »Ich entscheide selbst, worauf ich Lust habe!«, und lassen Sie erneut das gute Gefühl zu, sich mit den eigenen Entscheidungen Schritt für Schritt immer sicherer zu fühlen. Sie erleben, dass Sie zufrieden mit sich sind.

(Pause)

Halten Sie an diesem Gefühl fest und lassen Sie die folgenden Fragen dabei auf sich wirken. Beobachten Sie lediglich alles, was in Ihrem Inneren dazu auftaucht: Bilder, Gefühle, Gedanken. Sollten Sie eine Zeit lang nichts Konkretes beobachten können, dann ist auch dies eine Beobachtung!

(Pause)

Was tue ich gern?

Was möchte ich öfter machen?

Was interessiert mich?

Wobei geht es mir gut?

Womit beschäftige ich mich gern?

Was kann ich gut?

Was möchte ich einmal erleben?

(Planen Sie für jede Frage ausreichend Zeit ein.)

(Pause)

Atmen Sie weiter in Ihrem eigenen Tempo ein und aus. Richten Sie Ihre Aufmerksamkeit auf das Ein- und Ausströmen der Atemluft an Ihren Nasenflügeln aus, dem Heben und Senken des Brustkorbes, der Bauchdecke. Wiederholen Sie es dreimal. Wenn Sie dazu bereit sind, öffnen Sie die Augen und finden wieder zurück in diesen Raum.

Arbeitsblatt 1 Meine Projektmaschine

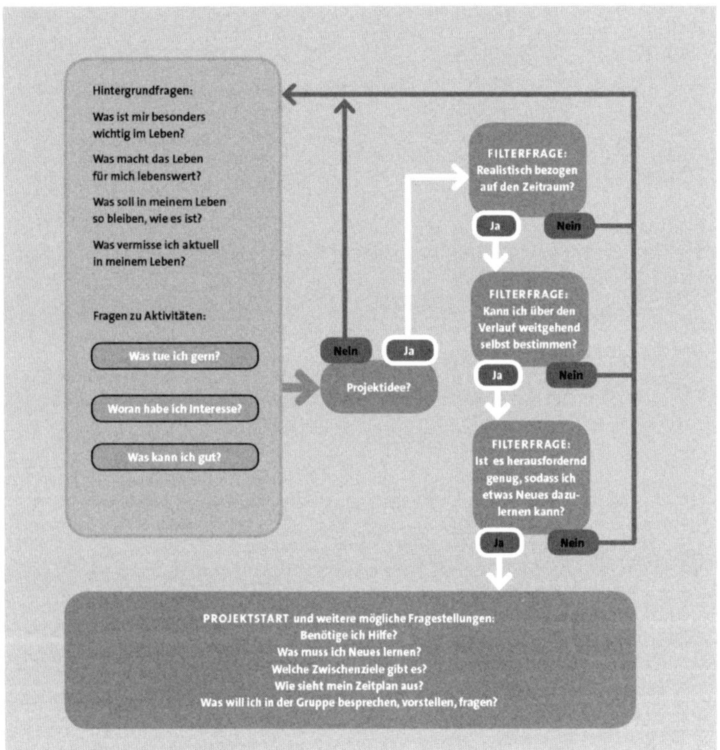

  Ambulante Gruppentherapie für Männer mit Depression
1. Aufl. 2020. Köln: **Psychiatrie Verlag**

Arbeitsblatt 2 Meine Projektskizzen

Auf diesem Blatt besteht die Möglichkeit, Ideen zu einem eigenen Projekt zu notieren.
Um Ideen zu entwickeln, kann unsere Projektmaschine (Arbeitsblatt 1) benutzt werden.

Teil 2
MEINE GEDANKEN

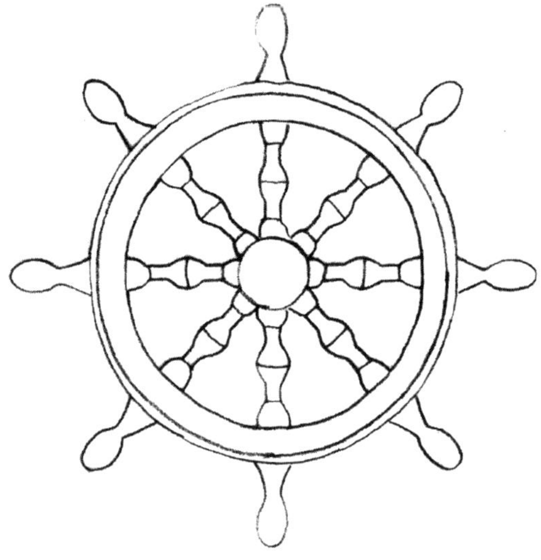

Tage- oder Wochenbuch

Auf diesen und eventuell selbst ergänzten Seiten können Sie eigene Gedanken, Ereignisse und Themen aus dem Alltag frei dokumentieren. Die Seiten können als eine Art »Tagebuch« oder »Wochenbuch« verwendet werden. Die Einträge dienen auch dazu, sich auf die jeweiligen Gruppensitzungen vorzubereiten oder diese für sich nachzubereiten.

Datum	Eintrag

Datum	Eintrag

Datum	Eintrag

Teil 3

MATERIALIEN UND AUFGABENBLÄTTER

Einige Unterlagen und Arbeitsblätter, die wir verwenden werden, stehen von Beginn an fest. Andere werden im Verlauf der Therapie – je nach Schwerpunkten – neu erstellt. In diesem dritten Teil Ihres Logbuches sammeln Sie bitte alle Materialien Ihrer Therapie.

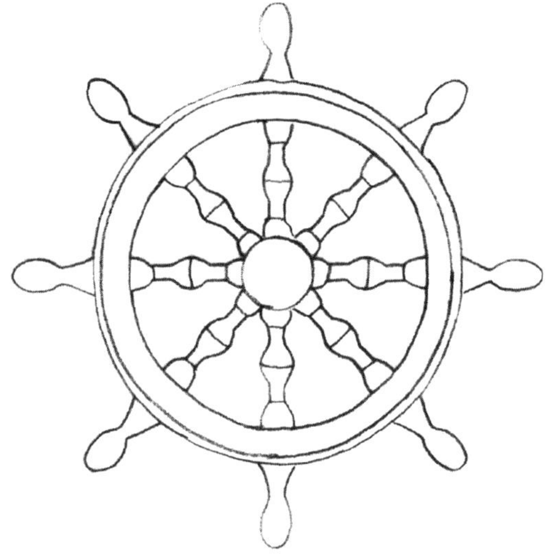

JAHRESKALENDER

Januar
1 2 3 4 5 6 7 8 9 10 11 12 13 14
15 16 17 18 19 20 21 22 23 24 25 26 27 28
29 30 31

Februar
1 2 3 4 5 6 7 8 9 10 11 12 13 14
15 16 17 18 19 20 21 22 23 24 25 26 27 28
29

März
1 2 3 4 5 6 7 8 9 10 11 12 13 14
15 16 17 18 19 20 21 22 23 24 25 26 27 28
29 30 31

April
1 2 3 4 5 6 7 8 9 10 11 12 13 14
15 16 17 18 19 20 21 22 23 24 25 26 27 28
29 30

Mai
1 2 3 4 5 6 7 8 9 10 11 12 13 14
15 16 17 18 19 20 21 22 23 24 25 26 27 28
29 30 31

Juni
1 2 3 4 5 6 7 8 9 10 11 12 13 14
15 16 17 18 19 20 21 22 23 24 25 26 27 28
29 30

Juli
1 2 3 4 5 6 7 8 9 10 11 12 13 14
15 16 17 18 19 20 21 22 23 24 25 26 27 28
29 30 31

August
1 2 3 4 5 6 7 8 9 10 11 12 13 14
15 16 17 18 19 20 21 22 23 24 25 26 27 28
29 30 31

September
1 2 3 4 5 6 7 8 9 10 11 12 13 14
15 16 17 18 19 20 21 22 23 24 25 26 27 28
29 30

Oktober
1 2 3 4 5 6 7 8 9 10 11 12 13 14
15 16 17 18 19 20 21 22 23 24 25 26 27 28
29 30 31

November
1 2 3 4 5 6 7 8 9 10 11 12 13 14
15 16 17 18 19 20 21 22 23 24 25 26 27 28
29 30

Dezember
1 2 3 4 5 6 7 8 9 10 11 12 13 14
15 16 17 18 19 20 21 22 23 24 25 26 27 28
29 30 31

Aufgaben für zu Hause

Sitzung	Aufgabe	zu erledigen bis

16 **Ambulante Gruppentherapie für Männer mit Depression**
1. Aufl. 2020. Köln: **Psychiatrie Verlag**

Übung Fair Play

	Gedanken	Emotion
Vor der Übung		
Während der Übung		
Nach der Übung		

  Ambulante Gruppentherapie für Männer mit Depression
1. Aufl. 2020. Köln: **Psychiatrie Verlag**

Austausch
Sprechen Sie gemeinsam in der Gruppe über Fehler!

»Den größten Fehler, den man im Leben machen kann, ist, immer Angst zu haben, einen Fehler zu machen.«
Dietrich Bonhoeffer

»Ein großer Fehler ist: dass man sich mehr dünkt, als man ist, und sich weniger schätzt, als man wert ist.«
Johann Wolfgang von Goethe

Im Allgemeinen wird zwischen zwei Typen von Fehlern unterschieden: dem erwarteten Fehler und dem unerwarteten Fehler. Wir können einen Fehler nur dann vermeiden, wenn uns die Ursache bekannt ist. Fehler haben in der Regel unangenehme Folgen und werden häufig nach der Schwere ihrer Konsequenzen in Klassen eingeteilt.

Die Abwesenheit von Fehlern bei Produkten ist ein Qualitätsmerkmal. Liegen hingegen viele Fehler vor, gilt ein Produkt als mangelhaft.

Wenn bei Lebewesen physiologische Mängel auftreten – die normalen Abläufe und Körperfunktionen durch »Fehler« gestört sind –, kann die Sinneswahrnehmung eingeschränkt sein: Es können Sehfehler, Hörfehler oder Lesefehler (Dyskalkulie) auftreten. Andere Wahrnehmungsfehler haben kognitive Ursachen, wie der Halo-Effekt, Aufmerksamkeitsfehler oder Denkfehler. Unwillkürliche Fehler werden als Lapsus bezeichnet und beziehen sich z.B. auf menschliche Fehler und Ausrutscher, wie einem Versprecher. Eine Verkettung von Fehlern wird Fehlerkette genannt und kann ganze Systeme zusammenbrechen lassen, wie z.B. bei einem weiträumigen Stromausfall.

Auch Vorurteile beruhen auf fehlerhaften Denkprozessen und werden meist, ohne sie zu hinterfragen, übernommen. Urteile über »richtig« und »falsch« werden im Bereich der Kunst und Ästhetik als Beurteilungsmerkmale herangezogen – hier stoßen wir bei Fehlern aber an eine Grenze! Fehler können überhaupt erst den Reiz eines Kunstwerks ausmachen; so ist die »Blaue Mauritius« ein Highlight für jeden Briefmarkensammler. Auch das Muttermal von Cindy Crawford wird nicht als Fehler, sondern als Schönheitsfleck wahrgenommen. Was als ein Fehler bezeichnet wird und was nicht, ist subjektiv.

Schauen wir uns weitere »Fehler« an, die die Welt revolutioniert haben: So entdeckte Christoph Kolumbus Amerika nur aus Versehen, eigentlich dachte er, einen transatlantischen Seeweg nach Indien und damit Asien gefunden zu haben. Auch Alexander Fleming stieß nur durch Zufall auf das Penicillin. Post-it, Viagra und Teflon sind weitere Beispiele, die auf Fehlern beruhen. Unsere Fehlerkultur und Fehler gezielt einzusetzen, ist daher für die Marketingkonzepte von Unternehmen überaus bedeutsam.

Quelle: https://deacademic.com/dic.nsf/dewiki/432746 (04.03.2020)

Wie gehen Sie selbst mit Fehlern um und wie sehen Sie Ihre Mitmenschen?

Wenn Sie auf selbst gemachte Fehler oder »Schwächen« schauen, betrachten Sie sich eher als »Produkt« oder als »Kunstwerk«? Wie möchten Sie sich sehen? Wie sehen Sie Ihre Mitmenschen?

Falls ein Fehler, den Sie begangen haben könnten, von Ihnen oder anderen vermutet wird: Werten Sie Ihr Verhalten aus oder bewerten Sie sich hinsichtlich Ihrer Eigenschaften oder als Person als »fehlerbehaftet«? Wie geht es Ihnen im Kontakt mit anderen Menschen und deren »Fehlern« und Fehlverhalten?

Austausch Ziel-Ziel-Wurf

Jeder Teilnehmer bekommt einen kleinen Zettel und trägt dort eine Projektidee ein. Alternativ: »noch keine Idee«, »viele Ideen«, »Idee, über die ich noch nicht sprechen mag«.

Falten Sie jetzt Ihren Zettel so zusammen, dass er auf die Größe einer Erbse schrumpft – und werfen Sie ihn auf die vorbereitete Zielscheibe. Sie können den Zettel zuvor auch in ein Glas Wasser tunken (damit die Treffstelle erkennbar ist). Die anonymisierten Zettel werden vorgelesen.

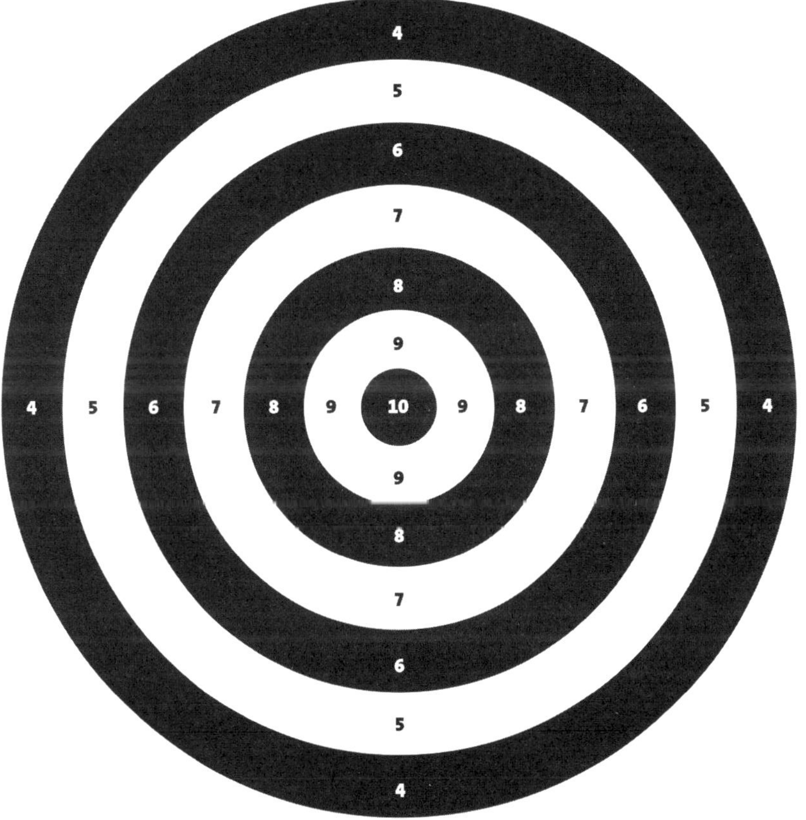

Zielvereinbarung

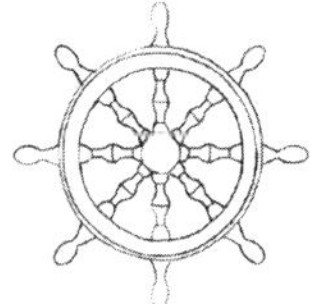

zwischen Herrn ....

und ....

Hiermit verpflichte ich mich, bis zum: ....

folgendes persönliche Projekt umzusetzen:

....

....

....

....

....

Ich berichte regelmäßig offen und ehrlich über Zwischenschritte und Zwischenergebnisse

und fordere von der Gruppe und der behandelnden Person Unterstützung ein,

falls ich diese für mein Projekt benötige.

Ort, Datum ....

Unterschrift ....

Arbeitsblatt 3 Beschäftigung mit dem bisherigen Lebensweg

Meine Jugendzeit

zwischen meinem 13. und 20. Lebensjahr.
»Die Jugend zeigt den Mann an, so wie der Morgen den Tag ankündigt.«
Aus: »Das verlorene Paradies« von John Milton (1608–1674), englischer Diplomat, politischer Schriftsteller und Epiker

Denken Sie über folgende Fragen nach:

- War diese Zeit paradiesisch, höllisch oder von allem etwas?
- Wo lebte ich in dieser Zeit?
- Wer lebte mit mir zusammen?
- Welche Herausforderungen habe ich in dieser Zeit gemeistert?
- Was habe ich in dieser Zeit gern unternommen?
- Fühlte ich mich eingebunden?
- An welche Freunde erinnere ich mich heute noch gern?
- An welche Menschen erinnere ich mich weniger gern?
- Wovon hatte ich geträumt, wie wollte ich leben (wie wollte ich auf keinen Fall leben)?
- War ich mit meinem Äußeren zufrieden/unzufrieden?
- Wann hatte ich meine erste intime Beziehung?
- Welche Musik (Buch, Film) hatte mich beeindruckt?
- Welche Vorbilder hatte ich?
- Was ist aus der Jugendzeit geblieben?

Arbeitsblatt 4 Emotionswörter

A
angeregt, aufgeregt, ausgeglichen, ausgelassen, abgeneigt, ärgerlich, albern, aggressiv, amüsiert, ängstlich, argwöhnisch, aufgebracht, anteilnehmend ...
B
beeindruckt, beflügelt, befreit, befriedigt, begeistert, begierig, behaglich, belebt, belustigt, beruhigt, berührt, beleidigt, beschwingt, bewegt, bezaubert, besorgt, betrübt, begehrt, beunruhigt, bewundert ...
D
dankbar, deprimiert ...
E
eifrig, energisch, enthusiastisch, entschlossen, entspannt, entzückt, erfreut, ergriffen, erheitert, erleichtert, ermuntert, ermutigt, erregt, erstaunt, entsetzt, enttäuscht, einsam, eifersüchtig, euphorisch ...
F
fasziniert, froh, fröhlich, furchtsam, frustriert, fürsorglich ...
G
gebannt, geborgen, geduldig, gefasst, gelassen, gerührt, gespannt, grollend, glücklich, gereizt, grantig, gütig ...
H
heiter, hingerissen, hoffnungsvoll, hocherfreut, hassend, herzlich ...
I
inspiriert, irritiert, interessiert ...
K
kraftvoll, kämpferisch, kalt ...
L
lebendig, langweilig, leer, leidenschaftlich, liebend, lustig, liebevoll, leicht, lustvoll, locker ...
M
motiviert, misstrauisch, mitfühlend, mitleidig, missgestimmt, mutig, munter ...
N
neugierig, neidisch, niedergeschlagen ...
O
optimistisch, offenherzig ...
P
peinlich ...
Q
quengelig ...
R
respektvoll, reizbar, ratlos, ruhig ...
S
schwungvoll, schämen, schmerzhaft, schrecklich, schuldig, schwermütig, sehnsüchtig, spannend, stolz ...
T
tapfer, tatkräftig, traurig, trotzig, triumphierend ...
Ü / U
überglücklich, übermütig, überrascht, unbekümmert, unbeschwert, ungeduldig, unruhig ...
V
verblüfft, verachtend, vergnügt, verliebt, verzweifelt, vertrauensvoll, verwundert, verzaubert, verehrt, verletzt, verspannt, verunsichert, verstimmt, verlegen ...
W
warmherzig, wehmütig, widerwillig, wütend, wohlwollend ...
Z
zufrieden, zärtlich, zugeneigt, zerknirscht, zornig, zuversichtlich ...

Arbeitsblatt 5

Was können Gefühle uns sagen – und was nicht?

Die folgenden Sätze bilden Gedanken, Gefühle und Verhalten ab. Ordnen Sie diesen Sätzen die unten stehenden Bewertungsmaßstäbe zu. Besprechen Sie Ihre Zuordnungen nach Möglichkeit mit anderen Personen – probieren Sie auch einmal andere Sichtweisen aus!

- Klaus denkt sich: »Auf dem Mond leben keine Fruchtfliegen.«
- Mario denkt sich: »Ich muss zum Hausarzt gehen.«
- Paul fühlt Ärger.
- Maria fühlt Freude.
- Katrin schreit Susanne an.
- Susanne lächelt Klaus an.
- Klaus denkt sich: »Ich bin ein Idiot.«
- Paul lädt Klaus zum Grillen ein.
- Mario tröstet Susanne.
- Maria nimmt Katrin in den Arm.
- Paul hat Sorgen.
- Klaus fragt Paul, wo der Schuh drückt.
- Katrin entschuldigt sich bei Susanne.

Bewertungsdimensionen:

- angenehm bis unangenehm
- nützlich bis unnütz
- konstruktiv bis destruktiv
- freundlich bis feindselig
- fair bis unfair
- relevant bis irrelevant

Arbeitsblatt 6 Persönliche Projekte und Grundbedürfnisse der Psyche

Die Ziele und Projekte, die wir in der Therapie angehen wollen, lassen sich stets mit Grundbedürfnissen verbinden. Es ist dabei ganz unerheblich, um welches Projekt es sich handelt – die hier angesprochenen Grundbedürfnisse gelten als universell und lassen sich daher in jedem motivierten Handeln entdecken.

Wir gehen von vier psychologischen Grundbedürfnissen aus, die sich in unserer menschlichen Entwicklung bereits sehr früh im Leben aus stärker körperbezogenen Bedürfnissen (z.B. nach Nahrung, Sauerstoff, Wasser, angemessener Körpertemperatur, körperlicher Unversehrtheit) herausbilden.

Diese vier psychologischen Grundbedürfnisse sind (nach Epstein 2016; Grawe 1998):

- Das Bedürfnis nach vertrauensvollen, stabilen Beziehungen
- Das Bedürfnis nach Selbstbestimmung, Orientierung und Kontrolle (Autonomie)
- Das Bedürfnis nach einem positiven Selbstwert
- Das Bedürfnis nach Freude und Lustvollem

Diese vier fundamentalen psychologischen Grundbedürfnisse arbeiten nach folgendem Prinzip: Sie versuchen, möglichst weitgehende »Stimmigkeit« (Kohärenz) zu erzeugen. Dies wäre dann ein übergeordnetes Bedürfnis nach »Passung« unserer Empfindungen, Gefühle, Wahrnehmungen und Gedanken.

Da die Umsetzungsstrategien unserer Grundbedürfnisse zu Konflikten in uns führen können, setzen wir – zumeist unbewusst – psychisch Mechanismen in Gang, die uns dabei helfen sollen, Konflikte zu vermeiden. Nicht immer gelingt dies auf mittlere und längere Sicht gut genug, um allen vier Grundbedürfnissen gerecht zu werden. Mitunter versorgen wir einen Teil von uns nur unzureichend, während ein anderer zu viel Raum gewinnt. Alles, was wir im Alltag tun, ist stets relevant für unsere Bedürfnisstruktur.

Eine für unsere Gesundheit sehr wichtige Frage ist dann: Entspricht das, was wir tun, unseren Zielen, Wünschen und Träumen oder führt es von diesen weg?

Literatur

Epstein, S. (2016): Cognitive-experiential theory. An integrative theory of personality. Oxford: Oxford University Press.

Grawe, K. (1998): Psychologische Therapie. Göttingen: Hogrefe.

Arbeitsblatt 7

Mein Lebensweg: Welches Schicksal trifft meine Bedürfnisse?

Um mit den eigenen Wünschen, Träumen und Zielen in Kontakt zu treten, kann es hilfreich sein, den eigenen Bedürfnissen einen Namen zu geben. Wir nennen dann etwa das Bedürfnis nach

»vertrauensvollen Beziehungen«: ....
(Denken Sie sich einen passenden Namen aus.)
Wie ist es diesem Anteil seit seiner Kindheit bis heute ergangen?

Auch den anderen Grundbedürfnissen geben wir einen Vornamen und gehen auch für sie auf Spurensuche in unsere eigene Geschichte. Dabei ist es wichtig, das Schicksal der einzelnen Anteile ausschließlich aus der jeweiligen Perspektive nachzuvollziehen. An dieser Stelle machen wir also einmal keine Kompromisse: Bei dem auf vertrauensvolle Beziehungen angewiesenen Anteil fragen wir beispielsweise: Welche Erfahrungen mit Nähe und Geborgenheit hat er gemacht, welche Ängste musste er überwinden, zu welchen Kompromissen wurde er »gezwungen«?

Namensvorschläge für die einzelnen Grundbedürfnisse:

- .... steht für das Bedürfnis nach Freude und Lustvollem.
- .... steht für unser Bedürfnis nach einem positiven Selbstwertgefühl.
- .... steht für das Bedürfnis nach Selbstständigkeit und möglichst viel Kontrolle.
- .... steht für das Bedürfnis nach vertrauensvollen, stabilen Beziehungen.

Stellen Sie die einzelnen Bedürfnisschicksale entlang erinnerter Ereignisse im Leben den anderen aus der Gruppe vor. Sie können diese Übung auch zu Hause über einen längeren Zeitraum fortsetzen und sich ihrer »Vier Leben« bewusst werden.

Teil 4
MESSSTATION (FEEDBACKBÖGEN)

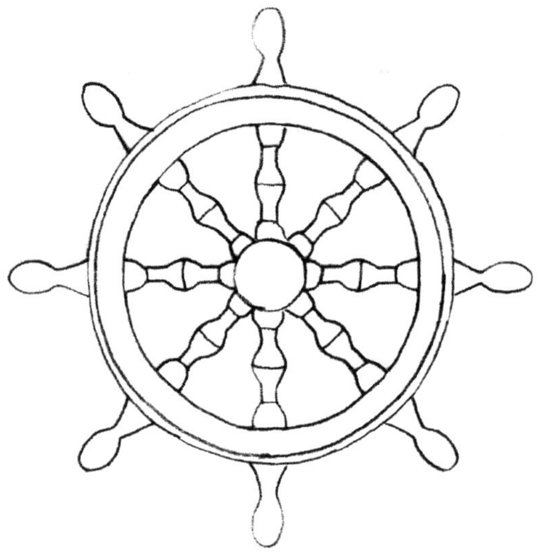

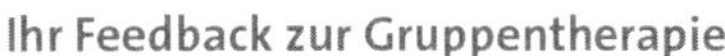

Ihr Feedback zur Gruppentherapie

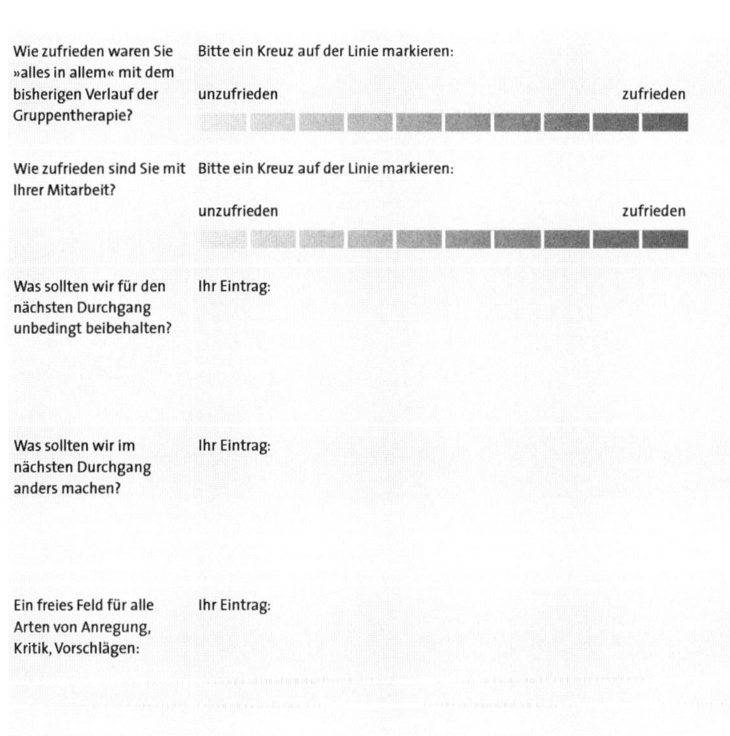

Wie zufrieden waren Sie »alles in allem« mit dem bisherigen Verlauf der Gruppentherapie?	Bitte ein Kreuz auf der Linie markieren: unzufrieden zufrieden
Wie zufrieden sind Sie mit Ihrer Mitarbeit?	Bitte ein Kreuz auf der Linie markieren: unzufrieden zufrieden
Was sollten wir für den nächsten Durchgang unbedingt beibehalten?	Ihr Eintrag:
Was sollten wir im nächsten Durchgang anders machen?	Ihr Eintrag:
Ein freies Feld für alle Arten von Anregung, Kritik, Vorschlägen:	Ihr Eintrag:

Ihr Abschlussfeedback

Vergleichen Sie Ihr Befinden zu Beginn der Therapie und zum Ende der Therapie:

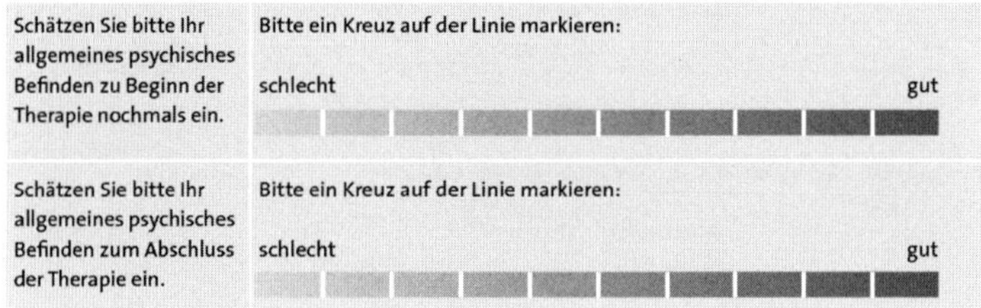

Schätzen Sie bitte Ihr allgemeines psychisches Befinden zu Beginn der Therapie nochmals ein.	Bitte ein Kreuz auf der Linie markieren: schlecht … gut
Schätzen Sie bitte Ihr allgemeines psychisches Befinden zum Abschluss der Therapie ein.	Bitte ein Kreuz auf der Linie markieren: schlecht … gut

Schätzen Sie bitte für jeden Ihrer heute anwesenden Mitpatienten ein, ob sich dessen Befinden im Therapiezeitraum verändert hat.

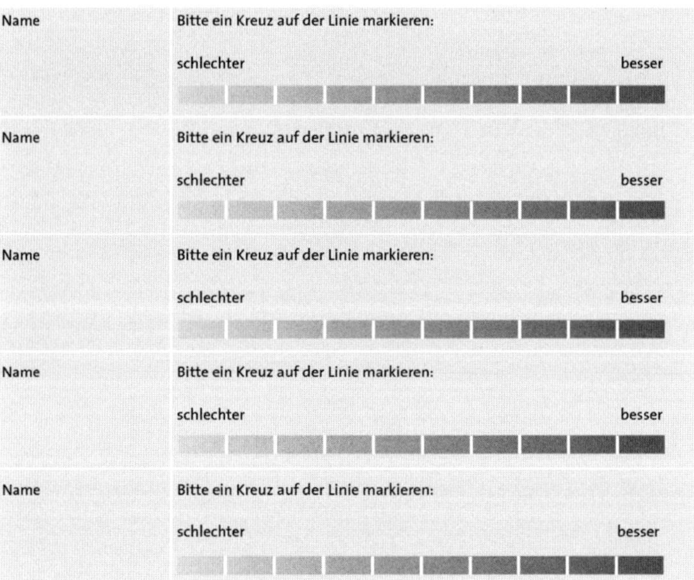

Name	Bitte ein Kreuz auf der Linie markieren: schlechter … besser
Name	Bitte ein Kreuz auf der Linie markieren: schlechter … besser
Name	Bitte ein Kreuz auf der Linie markieren: schlechter … besser
Name	Bitte ein Kreuz auf der Linie markieren: schlechter … besser
Name	Bitte ein Kreuz auf der Linie markieren: schlechter … besser

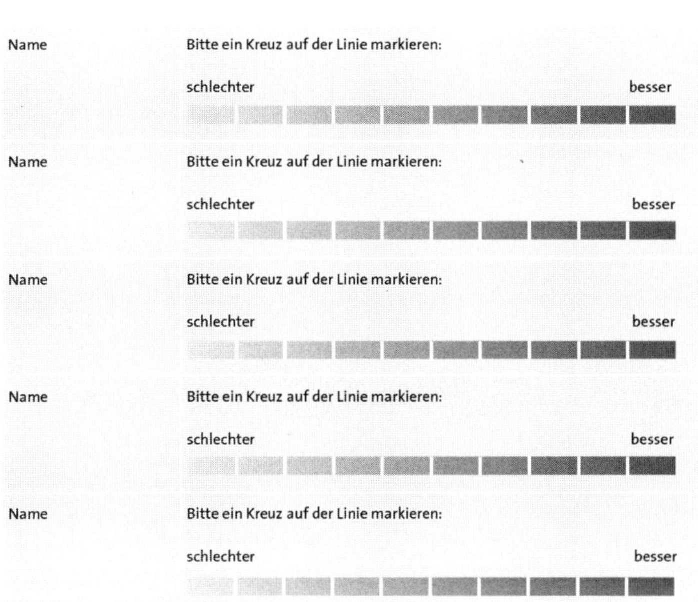

Name

Bitte ein Kreuz auf der Linie markieren:

schlechter besser

Name

Bitte ein Kreuz auf der Linie markieren:

schlechter besser

Name

Bitte ein Kreuz auf der Linie markieren:

schlechter besser

Name

Bitte ein Kreuz auf der Linie markieren:

schlechter besser

Name

Bitte ein Kreuz auf der Linie markieren:

schlechter besser

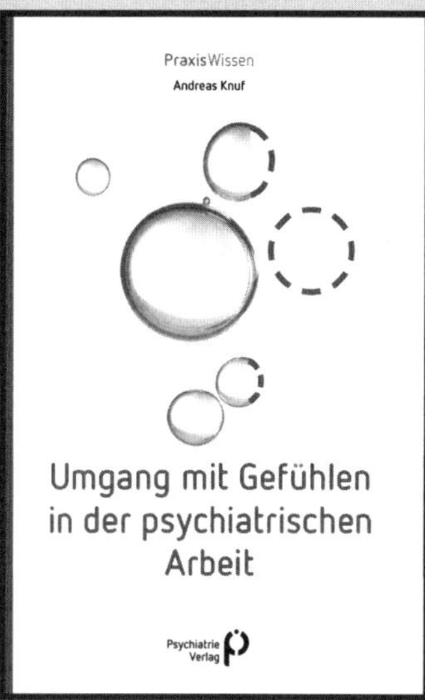

Andreas Knuf

Umgang mit Gefühlen in der psychiatrischen Arbeit

PraxisWissen, 160 Seiten
20,00 Euro, ISBN Print 978-3-88414-955-3
Auch als E-Book erhältlich.

Sich Gefühlen stellen

Psychische Erkrankungen sind eng an Gefühle gekoppelt. Andreas Knuf ermutigt psychiatrisch Tätige, Gefühle in der Behandlung nicht nur als »Beiwerk« zu verstehen, sondern ihnen Raum in der professionellen Arbeit zu geben.

Hinter allen psychischen Erkrankungen verbergen sich zumeist sehr unangenehme Gefühle wie Angst, Traurigkeit oder Scham. Das Buch vermittelt Techniken, die Fachpersonen nutzen können, um Klient*innen zu helfen, mit solchen belastenden Gefühlen besser zurechtzukommen. Dabei geht es nicht darum, bestimmte Gefühle »wegzumachen«, sondern einen heilsamen Umgang mit ihnen zu finden.

Das Buch zeigt auch, wie Helfende gut mit ihren eigenen Gefühlen wie Ohnmacht oder Ärger umgehen können.

Weitere Bände der Reihe finden Sie unter
www.psychiatrie-verlag.de/product-category/praxiswissen/

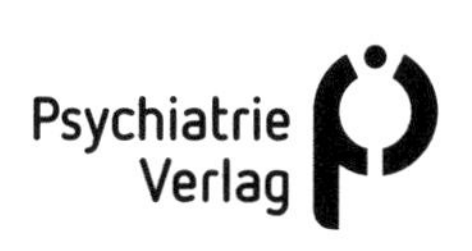

Telefon 0221 167 989-0
verlag@psychiatrie.de
www.psychiatrie-verlag.de